胃炎四季调治

主　编

全毅红　曾尔亢

副主编

梁勋厂　段　凌

编著者

庹珍珍　杨雅琴　甘盼盼　黄　芳
夏文华　郑　丽　潘　红

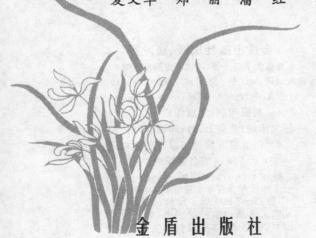

金盾出版社

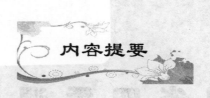

内容提要

本书简要介绍了胃炎的定义、临床表现、病因病机、检查及临床诊断等基础知识，重点介绍了春、夏、秋、冬中医对胃炎的预防和治疗，包括中药方剂治疗、中成药治疗、饮食调养及运动等方法。其内容科学实用，通俗易懂，集知识性、趣味性于一体，适合胃炎患者及大众阅读。

图书在版编目(CIP)数据

胃炎四季调治/全毅红，曾尔亢主编．—北京：金盾出版社，2017.3

ISBN 978-7-5186-0744-0

Ⅰ．①胃… Ⅱ．①全…②曾… Ⅲ．①胃炎—中医疗法 Ⅳ．①R259.733

中国版本图书馆 CIP 数据核字(2016)第 006236 号

金盾出版社出版、总发行

北京太平路 5 号(地铁万寿路站往南)

邮政编码：100036 电话：68214039 83219215

传真：68276683 网址：www.jdcbs.cn

封面印刷：北京印刷一厂

正文印刷：北京万博诚印刷有限公司

装订：北京万博诚印刷有限公司

各地新华书店经销

开本：850×1168 1/32 印张：7 字数：145 千字

2017 年 3 月第 1 版第 1 次印刷

印数：1～5 000 册 定价：21.00 元

随着时代的进步,医学科技的快速发展,消化系统疾病的诊断、治疗、预防和康复都在不断更新、完善和提高。就胃炎的四季调治法则而言,从临床实践到理论研究都取得了重大的进展。中医学历来很重视胃对人体的重要作用,指出:"胃者,水谷气血之海也",认为胃是供给五脏六腑营养物质的仓库,如果胃的功能发生病变,胃气缺乏,就可使其他脏腑的作用受到影响,或导致疾病。

　　现代社会科技事业高度发达,人们的生活节奏快,工作或学习竞争性强,压力大,经常处于十分繁忙的状态中,往往多处于"亚健康"状态,一种似疾病非疾病的第三状态,或患有不同程度的疾病,尤其是青壮年人,如果不重视建立积极、健康的生活方式,不断提高生活质量,就难免诱发多种与紧张、压力和应激相关的疾病的发生和发展,而胃炎就是其中的病种之一。因此,胃炎的四季调治法则备受关注。

　　本书在编写模式上,采用中西医结合、深入

浅出、通俗易懂的方式,尽力做到理论联系实际,便于读者理解,让读者读后能获得有效的启发;并且又重视理论指导实践,希望能取得较好的应用价值。

全书分 5 章,即正确认识胃炎、春季调治、夏季调治、秋季调治、冬季调治。

作　者

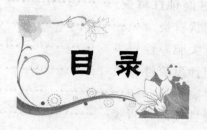

第一章　正确认识胃炎

一、胃的基础知识 …………………………………… (1)

1. 胃的形态 ……………………………………… (1)

2. 胃在人体的位置 ……………………………… (3)

3. 胃壁的结构 …………………………………… (4)

4. 胃的主要功能 ………………………………… (6)

5. 胃的运动形式 ………………………………… (6)

6. 胃液的主要成分和作用 ……………………… (7)

7. 胃黏膜保护功能 ……………………………… (8)

二、胃炎的基础知识 ………………………………… (8)

1. 什么是胃炎 …………………………………… (8)

2. 胃炎的症状有哪些 …………………………… (9)

3. 胃炎的常见类型 ……………………………… (10)

4. 诊断胃炎的方法 ……………………………… (11)

5. 胃炎的临床诊断 ……………………………… (12)

6. 什么是急性单纯性胃炎 ……………………… (13)

7. 什么是急性糜烂性胃炎 ……………………… (14)

8. 什么是浅表性胃炎 …………………………（14）

9. 什么是急性腐蚀性胃炎 …………………（15）

10. 什么是疣状胃炎 …………………………（16）

11. 什么是巨大肥厚性胃炎 …………………（17）

12. 什么是胆汁反流性胃炎 …………………（17）

13. 什么是胃窦炎 ……………………………（17）

14. 什么是慢性萎缩性胃炎 …………………（18）

15. 哪些因素会导致胃炎 ……………………（19）

16. 幽门螺杆菌与胃炎的关系 ………………（21）

17. 青少年和儿童也会患慢性胃炎吗 ………（23）

18. 慢性胃炎是否会癌变 ……………………（23）

三、日常生活习惯与胃炎的关系 ………………（24）

1. 哪些人容易患胃炎 ………………………（24）

2. 饭后吸烟易导致慢性胃炎 ………………（25）

3. 早晨常赖床小心得胃炎 …………………（25）

4. 不洁的牙刷可导致胃炎 …………………（26）

5. 经常打嗝小心得胃炎 ……………………（27）

四、中医学对于胃炎的认识 ……………………（27）

1. 四季变化与五脏的关系 …………………（28）

2. 顺应四时呵护脾胃 ………………………（29）

3. 四季养生的基本法则 ……………………（31）

4. 中医对胃炎的调治法则 …………………（35）

5. 胃炎的其他中医药疗法 …………………（37）

第二章　春季调治

一、春季胃肠疾病 ………………………………（42）

1. 春季胃炎易复发的诱因 …………………… （42）

2. 春季容易出现的胃肠疾病 ………………… （44）

3. 胃炎春季多发证型及方药 ………………… （47）

二、胃炎春季调治 ………………………………… （49）

1. 春季调治原则 …………………………… （49）

2. 饮食调治法 ……………………………… （49）

3. 饮茶调治法 ……………………………… （70）

4. 情志调治法 ……………………………… （71）

5. 运动调治法 ……………………………… （72）

6. 中医特色疗法 …………………………… （77）

第三章　夏季调治

一、夏季为什么易患胃肠疾病 …………………… （80）

1. 夏季气候因素对人体健康的影响 ………… （80）

2. 急性胃炎 ………………………………… （81）

3. 急性胃肠炎 ……………………………… （82）

二、夏季胃炎调治 ………………………………… （83）

1. 胃炎夏治 ………………………………… （83）

2. 夏天肠胃虚不可盲目降火 ………………… （84）

3. 夏季胃炎当心传染家人 …………………… （85）

4. 胃炎夏季精神调理 ………………………… （86）

5. 胃炎夏季起居调理 ………………………… （87）

6. 胃炎夏季饮食调理 ………………………… （90）

三、胃炎夏季运动调治 …………………………… （116）

1. 运动改善消化系统功能 …………………… （116）

2. 运动疗法促胃炎好转 ……………………… （117）

3. 内养功法调和气血促胃炎好转 ………………… (117)

4. 自我推拿疗法促胃炎好转 ………………… (118)

5. 养胃"微运动" ………………… (118)

6. 三个运动姿势让你不再胃胀气 ……… (119)

7. 妙招缓解夏季肠胃不适 ………………… (119)

8. 早晨五分钟运动增强食欲 ………………… (121)

第四章　秋季调治

一、秋季气候特点 ………………………………… (122)

二、胃炎秋季调治 ………………………………… (123)

1. 秋季保"胃"战 ………………………………… (123)

2. 秋季谨防胃病复发 ………………………… (125)

3. 秋季急性胃炎的救护 ………………………… (127)

4. 孕妇秋季也须预防胃炎 …………………… (128)

5. 秋冬季好发胃出血 ………………………… (131)

6. 戒掉烟保护胃 ………………………………… (132)

7. 入秋养胃四宝 ………………………………… (133)

8. 养胃食谱 ……………………………………… (133)

9. 按"口感"来调胃 …………………………… (136)

10. 秋凉胃里需"暖和" ………………………… (137)

11. 胃炎患者九类美食要少吃 ……………… (138)

12. 得了胃炎要远离油炸食品 ……………… (142)

13. 胃炎患者需远离剩饭 ……………………… (143)

14. 胃炎秋季精神调治 ………………………… (144)

15. 胃炎秋季起居调养 ………………………… (144)

三、慢性胃炎的药物治疗及预防 ……………… (145)

1. 引起慢性胃炎相关的因素 ……………… (145)

2. 慢性胃炎缺乏特异性临床症状 ………… (145)

3. 慢性胃炎的治疗策略 …………………… (146)

4. 常见治疗慢性胃炎的药物 ……………… (148)

5. 慢性胃炎的预防 ………………………… (148)

四、胃炎秋季饮食调养 ……………………… (149)

1. 秋季养胃五谷饮食搭配好 ……………… (150)

2. 得了急性胃炎该怎么吃 ………………… (152)

3. 不宜空腹吃柿子 ………………………… (152)

4. 慢性胃炎秋季合理膳食 ………………… (153)

5. 秋季补气健脾的食物 …………………… (154)

五、胃炎秋季运动调养 ……………………… (156)

1. 运动改善消化系统 ……………………… (156)

2. 胃病患者运动疗法 ……………………… (157)

3. 内养功法调和气血 ……………………… (157)

4. 体位与自我按摩相结合 ………………… (158)

5. 秋季最适合做的运动 …………………… (158)

第五章　冬季调治

一、冬季的气候特点 ………………………… (161)

二、冬季胃炎调治常识 ……………………… (162)

1. 冬季养胃先养阴 ………………………… (162)

2. 冬季养胃三种不宜 ……………………… (164)

3. 胃炎冬季精神调养 ……………………… (164)

4. 胃炎冬季起居调养 ……………………… (172)

三、胃炎冬季饮食调养 ……………………… (182)

1. 冬季养成良好的饮食习惯:早吃咸,晚吃甜 …… (182)

2. 各种胃炎的不同饮食 ……………………… (183)

3. 天冷要常喝四种养胃汤 …………………… (184)

4. 冬天吃什么食物养胃 ……………………… (185)

5. 冬天适当吃"冷"也健康 …………………… (190)

6. 冬季巧吃火锅顾护胃 ……………………… (191)

7. 冬季暴饮暴食易伤胃 ……………………… (193)

8. 吃泡面、泡菜小心胃癌 …………………… (196)

四、胃炎冬季运动调养 ……………………… (197)

1. 冬练调养你的胃 …………………………… (197)

2. 冬季养生功法 ……………………………… (199)

五、冬季胃炎的药物治疗 …………………… (200)

1. 冬季胃炎如何正确服中成药 ……………… (200)

2. 专治消化不良的 3 种中成药 ……………… (202)

3. 冬季养胃新"膏"招 ……………………… (203)

六、冬季养胃外治法 ………………………… (209)

1. 推拿治疗 …………………………………… (209)

2. 灸疗法 ……………………………………… (210)

3. 拔罐疗法 …………………………………… (211)

4. 耳穴疗法 …………………………………… (211)

七、胃炎的预防 ……………………………… (212)

第一章　正确认识胃炎

　　胃是人体消化系统中最主要的器官,是机体与外界进行物质交换的场所,人体生命必需的营养物质要靠胃肠来吸收,体内 90％以上的毒素也要由胃肠道排除。然而,由于人们的不良生活习惯、社会环境的变化、工作学习压力等因素,导致胃炎的病人越来越多,严重危害人们的健康。

　　据世界卫生组织(WHO)统计,世界上每年死于胃肠疾病的人数在 1 000 万以上,仅因腹泻死亡的人数就高达 400 多万。我国流行病学调查发现:胃炎患者总体患病率为 32.6％,50 岁以上高达 49.06％。随着社会经济的快速发展,生活节奏的加快,以及工作压力的增大,胃炎患者正逐渐呈现出年轻化的趋势。由于人们对于胃炎认识的缺乏和防治意识的淡漠,使胃炎发病率居高不下,而成为当今医学界治疗、研究的重要方向之一。

一、胃的基础知识

1. 胃的形态

　　胃的形态是多样的(图 1)。胃是消化管最膨大的部分呈囊状。食物经食管到胃,由胃液进行消化后,输送至十二指肠。成人胃的容量约 3 000 毫升,胃的形状和大小可随体型及内容物的多少而有不同,一般在小儿和身材矮胖型者多呈牛角型,身材瘦长型者多呈钩型。胃极度充盈时,可达到脐及脐以下,但在极度萎缩时(如饥饿状态下),可缩成管状。

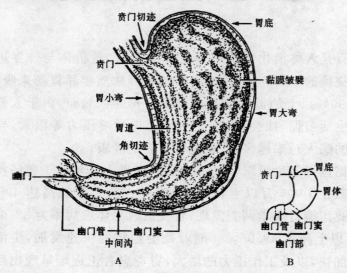

图1　胃的形态、分部和黏膜
A. 胃的形态、黏膜；B. 胃的分布

在医院站着检查时,一般把胃分为三种类型(图2):

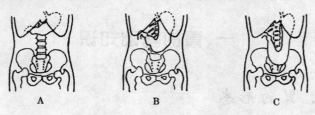

图2　胃的X线片
A. 牛角型胃；B. 钩型胃；C. 长袜型胃

(1)牛角型:胃的位置比较高,多位于上腹部,胃的下缘常在肚脐以上,全胃稍倾斜面呈横位,上宽下窄。胃体特别宽大,越靠近幽门部越窄。胃角不太明显,幽门偏于脊柱的右侧,为胃的最低部。此型属于高度紧张的胃,多见于小儿及矮胖体型的人。

(2)钩型:胃底、胃体及胃窦各部的宽度大致相等,胃角就像一个鱼钩。胃下缘约与髂嵴同高。此型属于中度紧张的胃或正常紧张度的胃,多见于体质强壮者,也是最常见的类型。

(3)长袜型:胃体和幽门较宽大,故胃表现为上窄下宽。胃体垂直下降。而幽门部则向右上方斜升,所以胃角呈现明显的锐角。胃大弯可抵达髂嵴水平面以下,甚至进入盆腔里。此型属低紧张度的胃。多见于体型瘦长的人。

2. 胃在人体的位置

胃位于腹腔的左上方,在左膈下自左向右横跨在上腹部,大部分在左季肋部(图3)。胃可分为贲门、幽门、胃底、胃体和胃窦5个部分。胃的入口处称为贲门,与食管相连接;出口处为胃幽门,与十二指肠球部相连接;胃底位于贲门的左侧,胃贲门水平以上膨隆部分;胃窦是胃的远端部分;胃体是胃的近端部分。除了比较固定的起端和末端外,胃的位置常随体位、胃和邻近器官的容量及呼吸运动而异。胃的贲门位于第十一胸椎的左侧,幽门在第一腰椎的右侧。胃充盈到中等程度时,大部分(3/4)在左季肋部,小部分(1/4)在腹上部。胃的前面接触腹前壁和肝左叶的下面。接触腹前壁的部分位于肝左叶和左季肋弓之间,是为胃的触诊部分。后面邻近胰腺、左肾、左肾上腺和横结肠。在胃充盈时,胃大弯向左下方移动,胃小弯则因胃的幽门和贲门部固定而不甚活动。

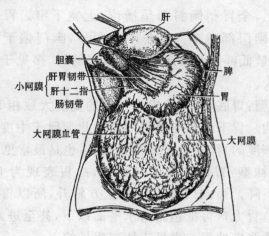

图3 胃在体内的位置

3. 胃壁的结构

胃壁的结构共有四层组织,由内向外分别为黏膜、黏膜下层、肌层和浆膜(图4)。

(1)黏膜:黏膜由上皮、固有膜和黏膜肌层所组成,厚度为0.3～1.5毫米,其中贲门部最薄,幽门部最厚。黏膜表面平滑,质地柔软。由于黏膜下层组织疏松,所以胃壁在一般状态下由黏膜和黏膜下层共同形成许多高低不等的皱襞,皱襞的排列形式除贲门和幽门附近呈放射状排列外,其余大部分则不很规则,仅在胃小弯侧有4～5条沿小弯排列的纵行皱襞,各相邻皱襞之间的沟称为胃道。在胃和十二指肠交界处,被覆于幽门括约肌内面的黏膜形成皱襞,称幽门瓣。其内有大量由胃上皮细胞下陷形成的胃腺,就其形态结构、分布位置和分泌物的性质,可将胃腺分为三类,即贲门腺、胃底腺和幽门腺。它们的分泌物通过腺管经胃小凹排入胃腔,并混合成胃液。

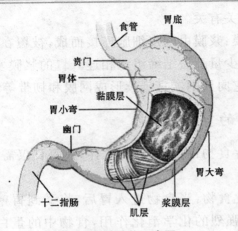

图 4　胃壁结构示意图

（2）黏膜下层：黏膜下层位于黏膜与肌层之间，由疏松结缔组织构成，其中除包含有淋巴细胞、肥大细胞和脂肪细胞外，还有极其丰富的毛细血管丛、淋巴管网及神经丛。由于黏膜与肌层之间借疏松的组织相连，故当胃扩张或蠕动时，黏膜可以随着这种活动伸展或移位。

（3）肌层：胃壁的肌层甚厚，由内斜、中环、外纵三层平滑肌构成，因此胃壁有很强的伸展性。斜肌层为最内层的平滑肌层，较薄弱而不完整；它由食管的环形肌延续而来，自贲门向右下方斜行分散于胃的前、后壁，至幽门管附近逐渐消失。环肌层为中层，比较发达，是食管和十二指肠肌层的延续，与胃长轴呈垂直排列，它在幽门处明显增厚形成幽门括约肌，但在贲门处则不很显著。纵肌层为胃肌的最浅层，是食管纵肌层的直接延续，此肌在胃大、小弯处较发达，而前、后壁则较稀疏，至幽门处该肌则均匀移行于十二指肠纵肌层，其中有一部分纵行肌纤维与十二指肠环行肌纤维混合交织，这部分纤维与幽门的开关有关。

（4）浆膜：浆膜由间皮细胞连接而成，被覆在肌层的表面，两者之间借少量疏松结缔组织相连。胃的浆膜实际为脏腹膜的一部分，它向周围器官延续形成网膜和韧带等结构。

4. 胃的主要功能

（1）贮存食物：由于有食物贮存，人每日仅需进食 2～3 次即可。

（2）消化食物：当食物进入胃后，将受到胃壁肌肉的机械消化和胃液强烈的化学消化作用，食物中的蛋白质将在此处被初步分解。

（3）运输食糜：当食物受到胃的初步消化后，胃以最适于小肠消化和吸收的速度逐渐地把食糜推向小肠。

5. 胃的运动形式

整个胃是作为一个功能单位而活动的。胃的运动能使食物与胃液充分混合，以利于胃液的化学消化；并以最适宜于小肠消化和吸收的速度，逐渐地把胃内已初步消化的食糜排向小肠。

胃运动受神经和体液因素的调节，其形式主要有以下 3 种。

（1）容受性舒张：空腹时胃收缩呈一个小囊腔，当食物进入胃时，胃逐渐扩大，胃壁始终保持一定的张力包裹着食物，以完成食物的贮存过程。这种胃的扩大，我们称之为容受性舒张。

（2）紧张性收缩：胃被充盈后，紧张性收缩逐渐恢复，并在食物消化过程中逐渐加强，使胃腔内具有一定的压力，这种压力有助于胃液渗入食物，并能协助推动食糜向十二指肠移动。胃的紧张性收缩还有助于保持胃的形状和位置。

（3）蠕动：食物进入胃后约 5 分钟蠕动即开始。蠕动波是从贲门开始，并向幽门方向前进，通常是一波未平一波又起。胃蠕动一方面使食物和胃液充分混合，以利于食物的消化；另一方面则可粉碎食物，并推进胃内容物通过幽门向十二指肠移行。一个蠕动波可将 1～3 毫升食糜排入十二指肠。

胃内容物的排空速度是不同的。一般来说，稀的流体食物较稠的或是固体食物排空快；切碎的、颗粒小的食物要比大块的食物排空快；在 3 种主要营养物质中，糖类排空最快，脂肪排空最慢。对于混合食物，由胃完全排空通常需要 4～6 小时。

6. 胃液的主要成分和作用

当胃内没有食物时成为空腹，空腹时胃很少分泌胃液，进食后胃液分泌大大增加。纯净的胃液是无色呈酸性的液体。正常人每日分泌的胃液为 1.5～2.5 升。其主要成分如下。

（1）胃蛋白酶原：胃蛋白酶原由胃腺的细胞分泌，在胃酸或已激活的胃蛋白酶作用下，转变呈具有活性的胃蛋白酶。胃蛋白酶在酸性较强的环境中能水解蛋白质。

（2）胃酸：由胃腺的壁细胞分泌。胃酸能激活胃蛋白酶原，提供胃蛋白酶活动所需要的酸性环境；能使蛋白质变性，易于分解；能杀死随食物进入胃的细菌。当胃酸进入小肠后，还能促进胰液、胆汁、小肠液的分泌。当然，如果胃酸分泌过多，也会对人体产生不利的影响。

（3）黏液：由黏液细胞及贲门腺、幽门腺分泌。黏液通常覆盖在胃黏膜表面，具有润滑作用，使食物易于通过。它能保护胃黏膜免受食物的机械性损伤。黏液呈中性或弱碱性，可降低胃液的酸性、减弱胃蛋白酶的活性，从而防止胃酸和胃蛋白酶对胃黏膜的消化作用。

（4）内因子：在人体，内因子是由胃腺壁细胞分泌的一种糖蛋白，它能促进回肠黏膜吸收维生素 B_{12}，并保护维生素 B_{12} 不被消化液所破坏。如果内因子缺乏，则维生素 B_{12} 吸收困难，会导致巨幼红细胞性贫血。

7. 胃黏膜保护功能

正常的胃黏膜表面有一层蛋白质组成的上皮细胞覆盖着。这层上皮细胞膜能保持胃液的氢离子浓度高于血中的 300 万倍，并保护胃黏膜不受酸性胃液的自身消化，防止钠离子从黏膜间液迅速向胃腔弥散。胃黏膜上的这一层自身保护膜，被称为胃黏膜屏障。但有许多物质和药物可损害胃黏膜屏障，如高浓度盐酸、醋酸、胆酸、10％乙醇、水杨酸、阿司匹林、吲哚美辛、高渗葡萄糖、尿酸和乙酰唑胺等。上述物质以适当浓度与胃黏膜接触一段时间后，可损害或破坏黏膜屏障。当黏膜屏障受损后，钠离子即进入胃腔，氢离子则由胃腔中进入黏膜。进入黏膜的氢离子又可刺激胃酸和胃蛋白酶的分泌，并引起组胺的释放，进一步加重胃黏膜的损伤，使胃黏膜水肿、出血。胃黏膜的破坏，常可导致慢性胃黏膜炎症和促使溃疡病发生。

二、胃炎的基础知识

1. 什么是胃炎

在消化道疾病中，最常见的是胃炎。顾名思义，胃炎就是胃部的炎症。发炎的部位不是整个胃,而是胃的黏膜发炎,分为急性发炎和慢性发炎。胃病中胃炎的发病率占80%以上。临床上,胃炎分为特异性和非特异性。特异性胃炎是由特异因子引起的,一般来说,此类胃炎的病因都比较明确;而非特异性胃炎则分为急性单纯性胃炎、慢性浅表性胃炎和慢性萎缩性胃炎。在各种胃炎中,以慢性浅表性胃炎的发病率最高,占整个胃炎的60%～80%。急性胃炎,发病比较急,症状比较严重,表现为上腹部不适、疼痛、恶心、呕吐,呕吐后症状会减轻一些。

从病因上说,急性胃炎有几个方面的原因:一是化学刺激,如烟中的尼古丁、烈性酒、过浓的咖啡和茶,服用对胃有刺激的药物如阿司匹林、吲哚美辛、磺胺类药物、某些抗生素等,均可使胃黏膜发炎;二是物理刺激,如所吃食物过冷、过烫、过于粗糙或暴饮暴食;三是食用了被细菌污染的不洁或变质食物,引起食物中毒等。

2. 胃炎的症状有哪些

虽然胃炎分很多种类,但除了某些胃炎有自己的特点外,大多有一些共同的症状和体征。其表现如下。

(1)恶心与呕吐:恶心,也叫反胃,总是感觉胃部不适,想吐又吐不出来。这是胃黏膜炎症引起的一种反应性呕吐,是胃里面的东西通过食管逆流出口腔的反射性动作。如果是急性胃炎,呕吐则是一种保护性反应,将吃下去的有害物质吐出来,可以减轻对人体的危害。

(2)吐酸水与胃灼热(烧心):当胃黏膜有炎症时,由于正常功能受到破坏,使胃液酸度过高,胃逆蠕动增多。食管胃括约肌松弛,致使胃内酸液反流到口腔,这就是吐酸水。胃酸增多,不但使人吐酸水,而且患者会感到胸骨后和上腹部有烧灼感,这就是我们平时说的胃灼热(烧心)。

(3)疼痛与腹胀:患了胃炎,由于炎症而使胃的功能失常,使食物不能很好地与胃液混合,也不能顺利进入十二指肠,从而引起胃腔内压力升高,张力增大,而发生胃病。急慢性胃炎的炎症都可引起胃痛,只不过急性胃炎表现明显;慢性胃炎因病程长,患者产生了耐受性,只是有时有隐隐作痛的感觉。腹胀多是因胃炎引起的消化不良,胃肠道内有气体,使人感到腹胀,如打嗝、放屁后,会有所减轻。

(4)食欲缺乏与消化不良:正常人到吃饭时,胃里已排空了,有饥饿感,而产生吃饭的欲望。患了胃炎后,胃内容物排空减慢或食物滞留胃内,引起大脑摄食中枢神经抑制,饱食中枢兴奋,从而使人不感到饿,觉得不想吃饭,吃也吃不多。通常说的吃饭不香就是食欲缺乏。消化不良,则是食物在胃肠中滞留,发酵产气,使人感到胃部不适,多会出现嗳气的现象。

3. 胃炎的常见类型

胃炎是指由各种原因引起的胃黏膜炎症性改变,是一种常见病、多发病。胃炎按发病急缓和病程的长短分为急性胃炎和慢性胃炎两大类。根据黏膜损伤的严重程度,可将胃炎分为糜烂性胃炎和非糜烂性胃炎,也可根据胃的部位进行分类(如贲门、胃体、胃窦)。根据胃累及的部位进行分类:如贲门胃炎、胃体胃炎、胃窦胃炎。此外,还有过敏性胃炎、药源性胃炎等。

急性胃炎常见的有急性单纯性胃炎、急性糜烂性胃炎、急性腐蚀性胃炎和急性化脓性胃炎等。

慢性胃炎通常是按其组织学变化加以分类，可分为慢性浅表性胃炎、慢性萎缩性胃炎、巨大肥厚性胃炎等。慢性胃炎还可以进一步根据胃黏膜病变4个方面的特征，作更详细的分类，包括慢性胃炎的部位，如胃体、胃窦、贲门等；慢性胃炎的性质与分级，分为浅表性及萎缩性，两者又可分为轻、中、重3级；慢性胃炎的活动程度，根据胃黏膜上皮的中性粒细胞浸润及其退行性变，可定出活动期或静止期，炎症活动范围又可分为弥漫性或局灶性胃炎；化生是否存在及其类型：化生分为肠型化生及假幽门腺性化生，前者见于萎缩性胃炎，偶可见于浅表性胃炎及正常黏膜，而后者仅见于萎缩性胃炎。

4. 诊断胃炎的方法

诊断胃炎，除了病人主诉的症状外，还要靠医疗仪器进行检查。检测胃炎的手段很多，如X线钡剂透视、纤维胃镜、电子录像胃镜、胃液化学分析、胃B超检查和胃动力学检查等。胃镜检查或同时胃黏膜组织活检，是诊断胃炎最主要，也是最有价值的方法。

过去，X线钡剂透视是诊断胃病的主要方法，但对诊断胃炎来说并不准确。因为X线钡剂透视所得出的影像与组织学变化常常不一致，所以对于胃炎的诊断，现在已不用此法。应用最多的是胃镜，因为胃镜可直接插入胃腔内，医生能够清楚地看到胃黏膜的变化，如有病灶可及时发现，还可进行摄像、录影，必要的时候还可以钳取病变组织进行活体病理检查。所以，胃镜检查是当前诊断胃炎比较准确的重要依据。

用胃镜观察到的胃部病变只能看到表面，而对判断深层有无病变则无能为力。但如果在胃内做一次超声检查，由表及里,就比较可靠了。超声检查,是将超声探头放在胃镜的头部,或做一个 2 毫米的微探头,通过胃镜活检孔伸至胃内,即可查出胃壁的层次,病变在哪一层都可以显示出来,这样除了检查胃炎外,还能查出胃有无其他病变(如良性肿瘤、恶性肿瘤、溃疡等)。此种检查,准确率在 95％ 以上。

还有胃液分析检查,是取早晨空腹胃液进行检查,主要测定基础泌酸量。胃液分析得出的结果,如系明显浅表性胃炎,胃酸正常或偏高;慢性萎缩性胃炎的胃酸减少或缺乏;慢性肥厚性胃炎,有的表现为增高,有的表现为降低;慢性反流性胃炎胃酸增高,并可见绿色胆汁;如黏液增多,表明胃黏膜有炎症;如有完整的白细胞,亦提示有炎症存在。

另外,十四碳尿素呼气试验,只需要患者呼几口气,就可查出有无感染幽门螺杆菌,准确率达 95％。

5. 胃炎的临床诊断

(1)病史、体检

①评估胃炎对人体的影响程度。消化不良症状的有无、严重程度,如上腹部饱胀、疼痛、反酸、嗳气。

②找出可能的病因或诱因。如药物、酒精、胃十二指肠反流。

③ 体检。舌苔厚腻,上腹部可有压痛,余无明显阳性体征。

(2)内镜:为明确诊断及病变的部位、程度,就必须通过胃镜及活组织检查。

①内镜下慢性胃炎分为浅表性(又称非萎缩性胃炎)和萎缩性胃炎。如同时存在平坦糜烂、隆起或胆汁反流,则诊断为

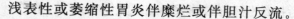

浅表性或萎缩性胃炎伴糜烂或伴胆汁反流。

②病变的分布及范围。胃窦、胃体、全胃。

③内镜下慢性胃炎的诊断依据。如浅表性胃炎：红斑（点、片状、条状），黏膜粗糙不平，出血点或斑；萎缩性胃炎：黏膜呈颗粒状，黏膜血管显露，色泽灰暗，皱襞细小。

（3）幽门螺杆菌（HP）相关性胃炎的诊断：已有充分证据证明，HP是慢性胃炎的主要病因，诊断如有HP现症感染（组织学、尿素酶、细菌培养、相关慢性胃炎、十四碳尿素呼气试验，任一项阳性），病理切片检查有慢性胃炎的组织学改变，可诊断为HP相关性慢性胃炎。但从严格意义上讲，诊断HP相关性慢性胃炎时，现症感染应以病理组织学检查中发现HP为依据。

6. 什么是急性单纯性胃炎

急性单纯性胃炎是比较常见的急性胃炎，可由化学物质、物理因素、微生物感染或细菌毒素等引起。化学因素主要是服用了某些药物而引起的，如水杨酸制剂、激素、利舍平、抗生素、抗癌药物，以及食盐、酸及烈性酒等，都也可引起急性单纯性胃炎；物理因素主要是进食过冷、过热或粗糙的食物，这些因素都可以引起胃黏膜不同程度的损伤，严重者可引起急性单纯性胃炎；微生物有幽门螺杆菌、沙门菌、嗜盐杆菌及某些病毒；细菌毒素以金黄色葡萄球菌为多见。另外，进食某些有毒植物也可引起急性单纯性胃炎。

急性单纯性胃炎一般起病较急，多在致病因素作用后数小时或一天内发病。病情根据患者的年龄、体质、抵抗力的不同及致病因素的强弱而有所不同，主要表现为上腹部不适、疼痛。疼痛可表现为持续性存在,阵发性加重,伴有乏力、纳差,严重的可出现恶心、呕吐等。伴有肠炎的可有稀水样的腹泻,若由细菌引起的常伴有发热。

7. 什么是急性糜烂性胃炎

急性糜烂性胃炎,因胃黏膜多处糜烂而出血,故称急性出血性胃炎、应激性胃黏膜出血。此种胃黏膜病变的特点是局限于胃黏膜的浅表溃疡,其深度并不超过黏膜肌层,这一点与溃疡不同。有少部分胃糜烂得不到及时正确治疗,也有可能发展为胃溃疡。本病的发生率仅次于胃溃疡。

急性糜烂性胃炎,有些与急性单纯性胃炎有相同的病因,如服用保泰松、吲哚美辛、阿司匹林类药物,对胃黏膜屏障有破坏作用;一次烈性酒过多,可使胃表层上皮细胞脱落丢失,造成胃黏膜病变。如患有尿毒症、烧伤、肝硬化、严重感染、晚期胃癌、休克等症,因药物或应激反应,均可出现胃黏膜糜烂性病变。

本病的主要症状是胃糜烂引起的出血,患者可突然发生吐血或排柏油样便。如出血量少,粪便可有隐血。其症状有上腹不适、隐痛等胃炎共有的表现。胃部的糜烂(图5),一般多在2～8日消失,只有极少病例可持续数年,长期不消失而反复发生。由于胃糜烂在短期内愈合,如确诊本病须在出血期间进行胃镜检查,如待愈合则无法发现病变,因为糜烂痊愈后不会留下瘢痕。

8. 什么是浅表性胃炎

浅表性胃炎是胃黏膜的一种慢性炎症,也是临床上的常

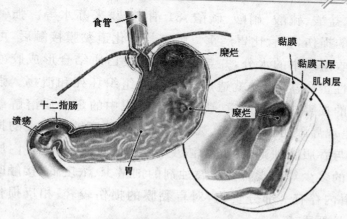

食管

糜烂

黏膜

黏膜下层

肌肉层

糜烂

十二指肠

溃疡

胃

图5 急性糜烂性胃炎内镜检查示意图

见病,多发生于30岁以上、50岁以下的人群。其症状有上腹痛,但多为隐痛。这种疼痛常与进冷食、硬食、刺激性食物有关,也与天气寒冷,吸进冷气过多有关。腹胀,常发生于进食不易消化的食物及容易发酵产气的食物(如豆类、肉类、番薯等)的时候。嗳气,多发生于患者胃内气体过多的时候。其他还有恶心、胃酸过多、食量减小、出血和疲乏无力等症状。这些症状,不一定每个患者都有,有些轻型患者可以没有任何症状,所以症状也是因人而异。西医按照炎症损害的程度,可将浅表性胃炎分为轻度(单纯型)、中度(糜烂型)和重度(出血型)3型。其具体划分是:黏膜受损累及表浅1/3者为轻度,累及2/3以内者为中度,超过2/3者为重度。但不论轻重,浅表性胃炎的胃腺体都保持正常,没有受到损害。

9. 什么是急性腐蚀性胃炎

急性腐蚀性胃炎是由于误服或有意吞服强碱或强酸而引起的胃黏膜坏死。常见的可引起急性腐蚀性胃炎的强酸强碱有：浓盐酸、硫酸、硝酸、碳酸、84 消毒液、来苏水等。强碱所引起的损伤，食管比胃严重。强碱与消化道黏膜接触后，可迅速吸收组织中的水分，并与组织中的蛋白质结合形成胶冻样的碱性蛋白盐，这样就造成了严重的组织坏死和溃疡。强酸对胃的损害比食管严重，强酸可使组织中的蛋白质溶解或凝固，呈现界限明显的灼伤，甚至穿孔。急性腐蚀性胃炎的损伤程度与吞服腐蚀剂的剂量、浓度，接触时间的长短，胃内所含食物的多少等因素有关。腐蚀剂的剂量少、浓度低，接触时间短，胃内存有一部分食物，对胃黏膜的损伤较轻；相反损伤就会比较严重。

吞服腐蚀剂后，一般情况下患者会立即感到口腔、咽部及胸骨后有烧灼感，并出现上腹部剧痛，常伴有恶心、呕吐，呕吐物为肠胃血性黏液。病变较轻者口腔、食管或胃黏膜表现为充血、水肿和糜烂；重者可有急性溃疡、胃壁坏死，甚至穿孔，引起胸膜炎或腹膜炎。不同程度的腐蚀剂可在口腔及咽喉部黏膜发生不同颜色的痂，硫酸可引起黑色痂，盐酸可引起灰棕色痂，硝酸可引起深黄色痂，醋酸或草酸常引起透明性水肿，来苏水可使口腔黏膜先呈灰白色，以后转为棕黄色。观察病变处的不同颜色有助于辨别是哪一种腐蚀剂引起的损伤。

10. 什么是疣状胃炎

疣状胃炎，又称慢性糜烂性胃炎。其病因尚未完全明了，一般认为可能与药物刺激、服入毒物或内分泌发生异常有关。主要病变是胃黏膜发生大小不等的糜烂，其周围黏膜的炎症呈慢性浸润。这种病变可单独发生，也可与萎缩性胃炎、慢性浅表性胃炎伴发，还可与胃溃疡同发。轻型患者可无自觉症

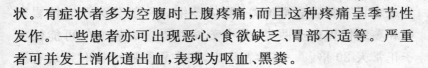

状。有症状者多为空腹时上腹疼痛，而且这种疼痛呈季节性发作。一些患者亦可出现恶心、食欲缺乏、胃部不适等。严重者可并发上消化道出血，表现为呕血、黑粪。

11. 什么是巨大肥厚性胃炎

巨大肥厚性胃炎又称为巨大胃黏膜肥厚症。本病比较少见，病因尚不明确，可能与内分泌紊乱有关，少数患者有家族史。本病可见于各种年龄段，男性发病多于女性，也可见于儿童。主要症状为长期上腹部疼痛，常为钝痛或典型的溃疡样疼痛，进食后可缓解疼痛症状；伴有食欲缺乏、恶心、呕吐；因蛋白质丢失和脂肪泻而出现体重下降、无力、水肿等症状，甚至恶病质。若伴有胃黏膜糜烂和溃疡时，常可引起上消化道出血。也有个别患者无任何症状，仅在做X线检查时偶然发现。

12. 什么是胆汁反流性胃炎

各种原因引起的十二指肠液反流入胃，引起胃黏膜的炎症性损伤，称为胆汁反流性胃炎。胆汁反流性胃炎主要症状有上腹部烧灼样疼痛，并可伴有恶心、呕吐，呕吐物中含有淡黄色的胆汁混合液，可有口干、口苦、纳差、腹胀，空腹时上腹部疼痛加重等症状。临床发现长期大量吸烟、有胆管疾病、胃部分切除术后的患者易患本病。

13. 什么是胃窦炎

胃窦炎是指胃窦部的一种慢性炎症，主要病变多局限于黏膜层，但有时亦可蔓延至肌层或浆膜层。在病变处可出现充血、水肿和炎性细胞浸润及纤维组织增生，使局部变厚；部分患者胃窦黏膜表面糜烂、腺体萎缩。一般分为浅表性胃窦炎和萎缩性胃窦炎两类，其中萎缩性胃窦炎癌变的可能性大于正常人 20 倍。一些学者认为，如在胃黏膜活检时发现有肠上皮化生者，容易癌变。所以，此种胃窦炎患者应定期检查，并积极治疗。

胃窦炎的发病原因很多，如长期服用刺激、损伤胃黏膜的药物(阿司匹林、吲哚美辛、保泰松等)、嗜烟、酗酒、胆汁反流入胃等，均可引起胃窦炎的发生，尤其是胆汁反流，可以损伤胃窦黏膜，成为常见的一种病因。此外，本病的发生与精神因素有密切关系，情绪不好，精神紧张，有恐惧心理，均可使症状加剧，并且 30 岁以上的男性易患胃窦炎，一般会有上腹部饱胀感、隐痛，有时剧痛，常为周期性发作。有的患者表现为恶心、反酸、嗳气，甚至呕吐。食欲缺乏和消瘦，也是胃窦炎常见的症状。

14. 什么是慢性萎缩性胃炎

萎缩性胃炎是中老年人的多发病。在各种慢性胃炎中，萎缩性胃炎的发病率为 7.5%～13.8%。这种病可随年龄的增长而递增。据报道，50～60 岁的人群中，慢性胃炎的检出率为 80%，其中萎缩性胃炎可占 50%；70 岁以上者慢性胃炎可达 90%，萎缩性胃炎占 70% 以上。萎缩性胃炎是因胃黏膜长期发炎，固有腺体逐渐萎缩，数量减少，分泌胃液的腺体大面积消失，造成胃分泌的功能低下，胃酸减少或缺乏。患者可有明显的消化不良、消瘦、贫血。有 85% 的萎缩性胃炎患者上腹部有隐痛，多发生在进食后；有 50% 的患者会发生腹胀和嗳气；有的患者还有恶心、食欲缺乏、全身疲乏无力；但也有少数患者没有明显的症状。

长期以来,有一种广为流传的说法,"萎缩性胃炎是癌前病变"。对这种说法,国内外专家均做了大量研究。芬兰医生观察了100例萎缩性胃炎患者,在15年内发现有9人发生了胃癌。国外统计萎缩性胃炎转为胃癌的发生率为7%~10%。我国医学界在15个省市对1 610位萎缩性胃炎患者进行2~8年的观察随访,发现其中有19位患者转为胃癌,仅占1.18%。一般认为,在我国由此转为胃癌的为3%左右,比外国人低。一些学者在胃癌高发区检测发现,患萎缩性胃炎的患者明显增多。这些说明萎缩性胃炎与胃癌的发生关系密切。但是,这并不等于说患了萎缩性胃炎一定会转为胃癌,因为萎缩性胃炎发生胃癌的毕竟是少数。值得提出的是,国内外学者的研究结论是:萎缩性胃炎并非癌前病变,而只是胃癌周围的黏膜中,萎缩性病变比较多见,仅此而已,并没有作出萎缩性胃炎必然发展成胃癌的结论。但是,应当注意在胃镜检查取活检后,如发现有"结肠型上皮化生"和"不典型增生",就应给予高度重视,因为这两种胃黏膜病变容易发展成癌组织,属于癌前病变。所谓"肠上皮化生",是指胃黏膜腺体中,出现了正常时不应该有的小肠或结肠的肠腺体。肠上皮化生越多,其萎缩程度就越严重。至于"不典型增生",被认为是一种癌前病变,据统计癌变率为25%。因此,这两种胃黏膜病变的患者至少每年应检查一次胃镜,以加强随访,提高警惕。

15. 哪些因素会导致胃炎

由于胃黏膜修复能力很强,因而慢性胃炎的形成一般认为是周围环境中的有害因素反复、长期作用的结果。这些有害因素包括物理性、化学性、生物性因素。同时,慢性胃炎的发生与患者体质的易感性密切相关,可以说是有害因子与易感人体共同作用形成了胃黏膜的慢性病变。慢性胃炎的病因目前尚未完全明了,几十年来医学界形成了很多的病因假设,近年来又发展了一些新的学说。目前认为,胃炎与下列因素有较明显的相关性。

(1)幽门螺杆菌感染:经过长期大量的临床研究发现,90%以上慢性胃炎患者的胃黏膜中可检出幽门螺杆菌,并证实该菌是引起慢性胃炎的主要病因。其对胃黏膜损伤的机制是:幽门螺杆菌呈螺旋形,具鞭毛结构,可在黏液层中自由活动,与黏细胞膜紧密接触,直接侵袭胃黏膜并产生多种酶及代谢产物如尿素酶及其代谢产物(过氧化物歧化酶、蛋白溶解酶、磷脂酶 A 等),破坏胃黏膜,同时幽门螺杆菌抗体可造成自身免疫损伤。

(2)十二指肠反流:十二指肠液中含有丰富的胆汁酸和胰液等成分,研究表明胆汁中的牛磺胆酸钠、鹅去氧胆酸和胰液混合十二指肠液后产生的卵磷脂等可以降低胃黏膜表面黏液的张力,破坏胃黏膜屏障而促成炎症的发生。在一般情况下,因为有胃窦部与十二指肠管的压力梯度,幽门开放时,十二指肠液不会反流到胃中,但当某些因素引起的胃动力紊乱、幽门括约肌功能失调,以及胃大部切除后,可造成十二指肠液向胃中反流而致胃炎。

(3)免疫因素:在某些胃炎患者的体内发现了抗自身物质的抗体。这些抗体的产生可能是先有各种有害因素造成胃黏膜的损伤,使得损伤的胃黏膜成为抗原,致敏免疫细胞引起免疫反应,产生抗自身胃黏膜的抗体。一旦抗体再与自身胃黏

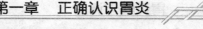

膜的组织结合后,将诱发更强大的免疫反应。

(4)吸烟与饮酒:近年来,随着人民生活水平的提高,长期大量饮酒的人明显增多,由此导致的慢性胃炎病人也越来越多。由于酒精刺激可直接损伤胃黏膜,长期大量饮酒可使胃黏膜长期反复受刺激,就会导致胃黏膜炎性改变且持久不愈。香烟中含有的尼古丁等有毒物质对胃黏膜有损伤,并且吸烟可使幽门括约肌松弛,导致十二指肠液反流入胃。

(5)刺激性食物和生活无规律:浓茶、咖啡、各种作料、饥饱无常,以及过咸、过酸、过甜、过冷、过热的刺激性食物,可削弱胃黏膜的抵抗力,引起胃酸分泌增多,长期刺激就容易患胃炎。

(6)药物:有些药物如阿司匹林、保泰松、吲哚美辛等非甾体类抗炎药,以及某些抗生素的长期反复使用,可发生慢性胃炎。

(7)遗传因素:慢性胃炎有明显的遗传倾向,父母患有慢性胃炎,其子女也容易患慢性胃炎,危险性约为正常人的 20 倍,胃体胃炎遗传性更强些。

(8)年龄:年龄越大,越易患慢性胃炎,老年人萎缩性胃炎的发病率高于年轻人,甚至有人认为慢性萎缩性胃炎是一种老年性改变,这可能与老年人胃黏膜有一定程度的退行性变、血供不足致营养不良,分泌功能低下,以及胃黏膜屏障功能减退等因素有关。

(9)其他:残胃、慢性右心衰、肝硬化门脉高压、尿毒症,以及缺铁性贫血等疾病时,胃黏膜易受损伤。

16. 幽门螺杆菌与胃炎的关系

1983 年 Warren 和 Mashull 发现慢性胃炎黏膜层上皮细

胞有大量的幽门螺杆菌(HP)存在,其阳性率可高达 50% ～ 80%,认为 HP 参与了慢性胃炎的发病。近年来,许多研究资料也发现 HP 与慢性胃炎关系密切,认为是一个重要的病因。

HP 感染呈全世界范围分布,发展中国家比发达国家发病率高,感染率随年龄增长而升高,男女差异不大。我国属 HP 高感染率国家,人群 HP 感染率在 40% ～ 70%。人是目前被确认的唯一传染源。在人的胃黏膜的黏液层下,寄生着一种体形弯曲的细菌,直径为 0.5 ～ 1.0 微米,菌体的一端或者两端有鞭毛,运动活跃。这种病菌在氧气充足或者无氧的条件下都不能生存,只能在微氧的环境里生长。它寄生在胃黏膜上皮细胞的表面,病菌的上面覆盖着一层黏液,为该菌的生长提供了微氧条件。经济越落后、居住条件越差或有不良卫生习惯,感染 HP 的可能性越高。世界卫生组织已将幽门螺杆菌感染列为胃炎、胃和十二指肠溃疡、胃癌的主要原因之一,专家们估计有 30% ～ 50% 胃癌与幽门螺杆菌感染有关。

国内外的医学专家研究认为,幽门螺杆菌感染与胃癌之间的规律是:幽门螺杆菌—胃炎—胃溃疡—癌前病变—胃癌。幽门螺杆菌传染方式虽然尚未完全明了,但学者们认为,幽门螺杆菌可通过"口-口"和"粪-口"途径传播。例如,接吻,咀嚼食物喂幼儿,共用餐具、牙具,这就是口-口传染,因为幽门螺杆菌可以存在于人的口腔、牙垢、唾液和呕吐物中。幽门螺杆菌可随着患者的粪便排出体外,污染食物和水源,人们吃了含有幽门螺杆菌的食物和水,就会受到传染,这就是粪-口传染。为了防止胃炎的传染,家庭中最好实行分食制;大人不要口对口地喂哺小孩;要保持口腔清洁,勤刷牙,以清洁藏在牙垢中的幽门螺杆菌。

17. 青少年和儿童也会患慢性胃炎吗

近年来,国内资料表明:慢性胃炎在青少年和儿童中发病率呈上升趋势。在儿童医院对腹痛 2 个月以上的 17 例患儿进行胃镜检查发现,慢性浅表性胃炎占 2.3%,这个比例说明慢性胃炎已是儿童常见的疾病之一。

导致青少年和儿童患胃炎有两方面的原因:一是感染了幽门螺杆菌,该菌可引起胃炎的发生;二是患儿有不良的饮食习惯,如经常喜食冷饮、含糖饮料,长期偏食肉类、不爱吃蔬菜,或是家长怂恿孩子饮酒,也有的是孩子偷着吸烟等,均可引起胃黏膜发炎。长期不良的饮食习惯,能刺激胃酸和胃蛋白酶分泌增多。特别是过多的冷食、冷饮和含糖饮料的刺激,可使胃黏膜下的血管收缩,黏膜层变薄,从而使胃黏膜防卫功能下降,导致黏膜水肿、糜烂。病因长期不除,继而进一步发展为消化性溃疡。这类情况多发生在独生子女且又娇生惯养者,家长溺爱孩子,任其吃喝,想吃啥就吃啥,冷饮、甜食不断,是造成青少年和儿童患胃炎的一个重要原因。

18. 慢性胃炎是否会癌变

慢性胃炎的癌变危险性主要是针对萎缩性胃炎来讲的。对于浅表性胃炎目前不认为它与胃癌发生有什么联系,对于无症状的浅表性胃炎甚至可以不加理睬。慢性萎缩性胃炎是胃癌的癌前病变这一说法,国外、国内目前尚有争议,但倾向于认为它属于癌前病变。胃癌(尤其是肠型胃癌)的高发与慢性萎缩性胃炎的发病是平行的。日本一些学者认为老年人患有萎缩性胃炎及肠化生的比例很大,不能认为与胃癌有关。但我国多数学者认为,慢性萎缩性胃炎伴肠化,与胃癌有密切的关系。

关于肠化生与胃癌的关系,目前也有许多否定意见,其原因有三:

(1)肠化生是常见病变,肠化生的发生率和病变的广泛性随年龄增长而增长。

(2)肠化生是分化成熟的腺上皮,其组织血和组织化学与小肠上皮相同。

(3)虽然许多肠型胃癌癌旁常伴肠化生,但迄今为止,还没有肠化生变癌的直接依据。

最新的基因学说强调正常胚细胞基因不断突变。根据这一学说,许多学者认为肠化生的细胞属于终末细胞,不能分化为癌,肠化生可成为癌前疾病,而不是癌前病变。通过对胃癌癌前病变的探讨,发现癌旁、溃疡旁肠化生及其亚型的检出率均有显著差别,因而认为胃癌与肠化生只是毗邻关系,两者无移行过度的表现。

三、日常生活习惯与胃炎的关系

1. 哪些人容易患胃炎

(1)有不良饮食习惯的人:时饱时饥、暴饮暴食,吃得太快、没有经过仔细咀嚼就将食物咽下,食物过烫、太酸、太咸,喜欢在菜内调入大量胡椒、芥末等辛辣调料,以及常吃腌菜、泡菜等,致使食物反复刺激胃黏膜导致胃炎。

(2)长期烟酒过度的人:长期饮烈性酒、浓茶和咖啡,吸烟过度。

（3）经常服用非甾体类消炎药的人：服用阿司匹林、保泰松、吲哚美辛等药物，使胃黏膜受到刺激，而引起慢性炎症溃疡。

（4）情志不舒的人：长期精神紧张、忧虑沮丧等，过度脑力劳动都可诱发慢性胃炎。

（5）胃幽门螺杆菌感染的人：近年研究发现，慢性胃炎和消化性溃疡的发生发展及消化性溃疡的复发，均与幽门螺杆菌感染有密切关系。幽门螺杆菌的感染程度与胃病轻重程度呈正相关。

（6）长期患有营养不良的人：如贫血、维生素缺乏、尿毒症、类风湿关节炎患者也较容易发生慢性胃炎。

2. 饭后吸烟易导致慢性胃炎

当人进食以后，消化系统立刻全面运动起来进行消化和吸收。此时，人体内的胃肠蠕动十分频繁，血液循环也加快了，全身毛孔亦都张开，而且会排放一些多余的热能和加速组织细胞的生物呼吸。如果在这个时候吸烟，肺部和全身组织吸收烟雾的力度大大加强，烟雾中的有害物质就会大量进入人体。有害物质对呼吸道、消化道都有很大的刺激作用，无疑会给人体功能和组织带来比平时吸烟大得多的伤害。另外，人在进食以后，幽门括约肌处于松弛状态，而位于幽门以下的十二指肠中的胆汁则反流入胃内，高浓度的胆盐对胃黏膜有很大的损害作用，日久即易造成胆汁反流性胃炎。临床发现，慢性胃炎患者多数有嗜烟史，而且嗜烟的慢性胃炎患者不易治愈。

3. 早晨常赖床小心得胃炎

有些人早晨醒后赖床不起，岂不知，如此"享福"，往往会因福得祸。医学家认为,赖床会使人漫无边际地胡思乱想,起床后,头昏沉沉的。这是因为赖床也需要用脑,致脑组织出现了暂时的"营养不良"。如果平日生活无规律,逢节假日贪睡,就可能扰乱体内生物钟,其结果白天激素水平上不去,夜间激素水平下不来,造成夜不能寐,而白天却心绪不宁、疲惫不堪。一般来说,经过一个晚上,到清晨7时左右腹中基本消化完头天的晚餐,此刻大脑会发出"饥饿信息"。这时如赖床不起,势必打乱胃肠功能的规律。久之,胃肠黏膜遭损,很容易诱发胃炎、溃疡病及消化不良等病症。医学家认为,人们大可不必过分计较睡了多长时间,关键在于睡眠的质量。尤其是青年人,睡眠具有较大伸缩性。即使因故牺牲了睡眠时间,也可通过熟睡,用睡眠的质量来弥补量的不足。

4. 不洁的牙刷可导致胃炎

胃溃疡、慢性胃炎是常见的多发病,而且每次发作,胃痛难受,痛苦不堪。现代医学研究表明:幽门螺杆菌是导致这些慢性胃病的元凶。幽门螺杆菌进入胃黏膜后,引起炎性细胞浸润、细胞变性坏死等胃部溃疡病变,也可直接感染胃黏膜上皮细胞,造成炎性病变。患者在使用特种抗生素和含铋的药物后,可以杀死幽门螺杆菌而使溃疡愈合。遗憾的是许多患者往往没过多长时间,溃疡和胃炎又发作了,多次复发,便形成了临床上不易治疗的胃溃疡、慢性胃炎。经过大量的研究发现,不洁的口腔内和污染了的牙刷上,暗藏着大量的幽门螺杆菌,牙缝及牙刷深部所遗留的食物残渣,为这些病菌提供了良好的滋生条件。幽门螺杆菌随唾液和饮食进入胃内,是导致胃溃疡、胃炎复发的根本原因。美国俄克拉荷马大学牙科学院的汤姆格拉斯教授对 100 名慢性胃病的志愿者做了试验,让受试者每周更换一把新牙刷,历经半年之久,无一例胃病复发,效果显著。

5. 经常打嗝小心得胃炎

打嗝其实是人类进化的产物,也是身体的保护反应,在胸腔和腹腔之间,有一个像帽子似的厚厚的肌肉膜,称为膈肌,将胸腔和腹腔分隔开。与身体其他器官一样,膈肌也有神经分布和血液供应。一旦刺激膈肌,神经就会把刺激传导给大脑,大脑就会发出指令,使膈肌出现阵发性和痉挛性收缩,于是就出现了打嗝。

这种刺激大多来自胃部胀大的压力,因此生活中人们常常因为吃饭急或吃饭时说话吞入了较多的空气而出现打嗝的现象。受到寒冷刺激、吃进干硬或辛辣食物后,也可能出现暂时性的打嗝现象。大部分的打嗝都是偶发事件,如果经常打嗝的话,则有可能是某些疾病引起的。如果经常出现嗳气、打嗝的现象,甚至不吃饭都会不自觉地打嗝,就提示有可能胃部感染了幽门螺杆菌并引起胃炎了,多数患者可能会出现上腹部隐痛、胃痛、食后饱胀、食欲缺乏及嗳气等表现,症状时轻时重,可能反复发作或长期存在。

四、中医学对于胃炎的认识

中医学博大精深,早在 2 000 年前的古代医籍中就有关于"胃脘痛"的记载。中医学认为,慢性胃炎的发生,与肝、脾、肾等多个脏腑密切相关。

生理上,胃为阳土,喜润恶燥,为五脏六腑之大源,乃多气多血之腑,主受纳,腐熟水谷,其气以和降为顺。脾与胃相表里,同居中焦,共奏受纳水谷之功。脾气主升,胃气主降,胃之受纳腐熟,赖脾之运化升清,所以胃病常累及脾,脾病常累及胃。但胃为阳土,其病多实;脾属阴土,其病多虚,故脾气健运与否,在胃炎的发病中也起着重要的作用。脾胃的受纳运化,中焦气机的升降,又有赖于肝之疏泄,正如《素问·宝命全形论》云:"土得木而达。"肾为胃之关,脾胃之运化腐熟,全赖肾阳之温煦,肾阳不足,可致脾阳不振,脾肾阳虚。反之,脾胃虚寒,日久必损及肾阳。胃喜润恶燥,肾寓真阴真阳,肾之真阴乃诸阴之本,先天之肾赖后天之胃以滋养,后天之胃靠先天之肾以生化。若肾阴亏耗,肾水不足,不能上济于胃,或胃阴亏损,久则耗伤肾阴,而成胃肾阴亏,阴虚亦可致病。本病的发生,常是寒热邪气、饮食所伤、正气不足等各种因素综合作用的结果,病理特点为虚实夹杂,其中正虚为本,邪实为标。因此,本病病变脏腑关键在胃,肝脾起重要作用,胆肾也与之相关。但无论病因病机如何,病变在何脏何腑,而其共同之处在于最终导致胃气失和,气机不利,胃失濡养,进而"不通则痛",发为本病。

1. 四季变化与五脏的关系

中医学认为,人体五脏的生理活动必须适应四时阴阳的变化,才能与外界环境保持协调。对此,汉代大医家张仲景说:"春应肝而养生,夏应心而养长,长夏应脾而变化,秋应肺而养收,冬应肾而养藏。"就是说随着四季阴阳之变,脏腑补益的重点是不同的。

春天,阳气逐渐生发,树木萌生,故春天属木;五脏中的肝也应春而旺,为此春天应重点养肝。夏天,阳气占据了主导地位,火热炎炎,到处热气熏蒸,中医将夏天归属于火;五脏中心气通于夏,为此夏天应濡养心。秋天,燥气当道,肺喜湿恶燥,故秋天要重点护肺。冬天属水,水的寒性最容易损伤肾,于是冬天要重点呵护我们的"先天之本"——肾。脾胃在五行中属土,土化生万物,为人体的"后天之本",不管何时都应守护好身体中的"土"。

2. 顺应四时呵护脾胃

根据中医五行理论,酸、甜、苦、辣、咸五味和青、黄、赤、白、黑五色也具有五行属性,故利用食物的滋味和颜色可以调整脏腑阴阳气血的偏颇,维持脏腑正常生理功能。对于如何根据四季气候特点进五味,汉代"医圣"张仲景提出了具体的饮食原则:"当春之时,其食之味,宜减酸增甘,以养脾气;当夏之时,宜减苦增辛,以养肺气;当秋之时,其饮食之味,宜减辛增酸,以养肝气;当冬之时,其饮食之味,宜减咸而增苦,以养心气。"

春天肝气生发旺盛,而酸味具有收敛作用,为此春天不适宜多食酸,要摄入甘味食品。五行中土生木,春天摄入甘味的目的是通过健脾胃以增强肝的生理功能。

夏天天气热,五行中心属火,心气通于夏,夏天很多人被旺盛心火所扰。心火大就要去心火,去心火可适当进食苦味。夏天吃苦瓜实际上是用苦瓜的苦味来养心。不过夏季吃苦也要适量,因为夏天心气旺,大量吃苦味食品会损伤脾胃功能,使心气受到压抑就不利于养心了。夏季,湿热之气当道,可适当减少苦味增加辛味食品,辛味有发散功效,食用辛味能除湿散热,有益于身体健康,尤其是对养肺有好处。五行中心属火,肺属金,心火可克制肺金,影响肺的宣发、肃降功能,食用辛味还能减少心火对肺金的克制作用,能养肺气,达到心肺同养之目的。

秋天是肺当令的季节,秋季的饮食要"减辛增酸",这是因为秋季肺气比较旺,而辛味又可促进肺气宣发,若是秋天再进食辛味就会导致肺气更旺,不利于肺的保健。在减辛的同时可增酸,因为酸味有收敛功效,可预防肺气宣发过度。

冬天要减咸增苦。咸味是入肾的,但冬天饮食咸味太过反易伤肾,因咸味食品多为寒性,最易伤阳,为此冬天过量食用咸味可损伤肾阳。每天要减少咸味的摄入量,还应少吃或不吃海鲜,因为海鲜也是咸味。冬天在减咸的同时可增苦,这是因为苦能除燥,冬天气候也比较干燥,这会影响心的功能,利用苦味除燥有助于养心,加之中医学认为"苦能胜咸",为此增加苦味摄入量可预防咸味对肾的损伤。

食用五味之外,还应根据季节变化用五色食物滋养五脏。春天是草木欣欣向荣之际,春天的主色调为青色,青色食物入肝,能滋肝阴,有助于肝的健康;夏天主火,火的颜色是红艳艳的,为此夏天养心就要考虑食用红色食材,食用红色食材能养心补血,增加心主血的功能;秋天肺燥,五行中肺属金,白色也属金,可食白色食材以滋阴润肺除秋燥;冬天补肾可用黑色食材,这是因为五行中肾属水,黑色也属水,故黑色能补肾。脾胃在五行中属土,呵护脾胃可食用甘味和黄色食材,在每天的饮食当中一定要有呵护脾胃的食材,黄色食材主打,或甘味食材当道。只有根据季节合理选择食物,才能使各个脏腑得到有效滋养,五脏才可以共荣,身体也才能健康。

3.四季养生的基本法则

有位医学专家说的好:懂得四季调养,遍捡方药无妨。意思是说,只要懂得四季调养方法(图 6),任何方药的运用都能得心应手。

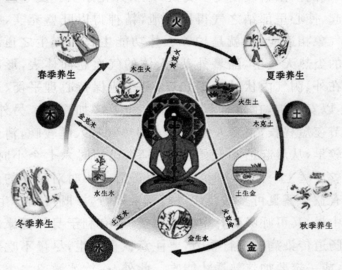

图 6　四季养生示意图

(1)春季养生:春季是万物生长生机盎然的时节,此时阳气升发,在这个季节里应顺应时令,晚睡早起,缓步于早晚,让形体充分舒缓,使意志像春天一样生发。肝为风木之脏,与春天相应,春季往往出现肝阳易动化火生风,容易患胃炎、消化性溃疡、风湿性心脏病、高血压病和眼疾等与肝风有关的疾病。这一季节的养生法则,应以情志的舒畅为主,不要抑郁不舒或大动肝火,可时常漫步观赏花木鱼草等。饮食上要求清淡,不宜过食油腻和烹煎动火的食物,以免积热于里。应多食蔬菜,适量食些瘦肉、猪肝等食物。衣着则应逐渐减去,而不要骤减。如在春季出现食欲降低,不思饮食等症状,可采用小偏方治疗:每天清晨嚼九制陈皮3克能通胃肠滞气。

(2)夏季养生:夏季的3个月,是万物茂盛、景色秀丽的季节,岁气的阴阳盛衰在夏季交换,万物开花结实。夏季应该晚睡早起,使心里郁结之气得以宣泄,精神得以旺盛充实,与夏季的气象相适应,这就是护养人体功能生长的养生之道。在夏季的炎热天气里,酷暑外蒸,人体的气血趋向体表,形成了阳气在外、阴气内伏的生理状态,夏季应保持心理平衡、乐观通达,以安其神,在防暑起居饮食上也要多加注意。另外,盛夏季节夜短昼长,很多人由于天气闷热常常入睡较晚,清晨却醒得较早,从晨起活动开始至午餐后,已历时六七个小时,因而午餐后睡上一两个小时或者闭目静卧一小时对身体的健康极为有益。盛夏可多去公园树荫下乘凉,这样既可调济生活,防止中暑,又可呼吸树林中的新鲜空气,有利于身体健康。夏季是肠道传染病的流行季节,要注意饮食卫生,尽量不吃剩饭剩菜,或一定要加热熟透才能吃。此外,冷饮冰激凌之类亦不可过食。夏季时多使用空调冷气,容易出现湿困脾胃的症状,如出现胸膈气滞、噎塞,脾胃不和,不思饮食,可用豆蔻散治疗:草豆蔻120克,以姜120克炒至香黄为度,和姜用。或用大麦芽300克,炒黄神曲120克,炒黄杏仁(去尖炒)120克,熟甘草120克,炙干姜60克。上药为末每服3克,以开水泡茶喝,不计次数。

(3)秋季养生:秋天的3个月,天高气爽,秋风急劲,草木润零,大地气象明朗,应该早睡早起,使精神安定宁静,防止秋天肃杀之气的侵犯,注意使神气收敛,保持与秋季气候的协调,使情志外驰以使肺气清净,这是适应秋季气象的养生之道。由于燥是秋天的主气,因此应首先注意防秋燥,秋燥之气有温凉之气,如久晴无雨,秋阳暴烈,这属温燥性质;秋深初凉,西风肃杀,这属凉燥。但性质不论温凉,总是以皮肤干燥体液缺乏为特征。因此,在秋天里应该以少洗澡为宜,以避免皮肤干燥引发瘙痒症。秋天阳气开始下降,古人称为天气以急。一般来说,人的阳气不足可借助夏天阳热之气来温养,阴精不足则可借助秋冬收藏之气以涵养,秋虽凉而寒将至,衣被要逐渐添加,不可一下加得过多,就像俗话所说的"春捂秋冻"。除此之外,秋季养生还要注意以下两点。

①勤习吐纳使肺气清。每日在起床毕,于静室闭目静坐,先叩齿36下,然后用舌搅动,待口水满漱,练数遍分3口咽下,用意送至丹田,再缓缓做腹式深呼吸,吸气时舌舔上腭,以鼻吸气,用意将气送至丹田,然后缓缓将气从口中呼出,同时默念呬字,但不要出声。如此反复30遍,可去肺家劳热、气壅咳嗽、四肢劳顿、胸背疼痛。

②调节饮食适当药补。秋多燥,一些与燥邪相关的慢性病容易复发。调理饮食,以滋肾润肺防燥护阴为主,应常食芝麻、蜂蜜、枇杷、乳品、蔬菜等柔润食物。秋季选用适当的药物来调养气血,平衡阴阳,有益于身体健康。如若秋季出现脾虚泄泻、心气不和、精神倦怠、不思饮食可用神授高青丸治疗,用高良姜、青木香各30克,研为末,煮枣肉为丸如梧桐子大,以干姜汤下1～2丸。

(4)冬季养生:冬季的3个月,是万物闭藏的季节,呈现出水冰地裂的景象,这时要适应冬季的特点,不要扰乱阳气。晚上早睡,早晨等到太阳升起再起。同时要避免寒气的侵袭,保持温暖,但不要因过暖而使皮肤泄汗,使阳气遭到劫夺。这一时期,一些体内虚寒的病症容易复发,需要引起注意。冬季严寒,阳气潜藏,阴盛于阳,冰冻虫伏,草木凋零,此时应避寒就温,善加保养。

①慎起居调精神。冬季寒冷,往往因缺少户外活动而肢体发僵,所以应根据身体素质情况采用适宜的方法,加强自我锻炼,如打太极拳、慢跑等。冬季早起锻炼的时间则不宜过早,我国古代医学认为,冬天要早卧晚起,因早晚是寒邪剧扰之时而要避之。即使有早晨锻炼习惯的人,也宜比春夏稍晚起一些。老年人的晨练应安排在太阳稍高、气温暖和的时候。冬季精神调养要求做到安然恬静、胸怀开朗、养精蓄锐,以迎接来年春天之开发。

②宜进补重食疗。冬寒时节机体处于封藏状态,阳气不致妄泄,脾胃功能每多健旺,是养阴滋补的良好时机。对体虚者可根据自己的身体状况,虚什么补什么。对健康人来说,可采用食疗进行调养,但所补宜慎,以注意保阴潜阳为主。鸡肉性甘温,有温中益气,补精添髓之功能,鳖、藕、木耳等皆利于滋补,可适当食用。因为人体脏腑阴阳体质各异,所以不管进补或是食疗都应辨证施治。阳虚体质者不宜进寒性食品和凉性补品,阴虚体质者不适合食温性热性的食物和热性补品等。

③慎房事勤练功。入冬以后,精气宜藏,切忌任意泄,要节制房事,蓄养阴精,性生活应根据自己体质适中为度。冬天锻炼应根据各自的体质量力而行,以调畅气机,疏通筋血的项目为好。锻炼不宜出汗,一般到全身发热或微感有汗就息,过分运动、大汗淋漓也会耗伤气阴。如冬季出现食积壅滞,大便

秘结,热毒生疮,可用下方治疗:火麻仁(蒸过)60克,木通30克,青橘皮(去穰)30克,桑白皮30克,赤芍30克,木香15克。上药为末,炼蜜为丸,如梧桐子大,每服1～2丸,黄酒送下。

4. 中医对胃炎的调治法则

中医学认为,胃炎发病与外感六淫、饮食失调、情志所伤、劳倦过度等有关,临床表现有以胃痛、呕吐、呕血、嘈杂为主等多种多样,病理变化有寒邪犯胃、食滞胃肠、瘀血阻络等。极为复杂且病情又有轻重缓急的差别,不同的时间、地点与个体发病,对胃炎的病情变化也会产生不同的影响。因此,必须善于从复杂多变的疾病现象中,抓住胃炎的本质,治病求本;根据邪正斗争所产生的虚实变化,扶正祛邪;按阴阳失调的病理变化,调整阴阳;按脏腑气血失调的病机,调整脏腑功能,调整气血关系;按发病的不同时间、地点和不同的病人,因时、因地、因人制宜,这就是中医治疗胃炎总的原则。中医治疗慢性胃炎有如下方法。

(1)疏肝和胃:此法适用于肝气犯胃之证。症见头晕易怒,胃脘胀满,牵引胁肋,游走窜痛,呃逆、嗳气、泛酸,饮食减少,或有大便溏泄,苔白,脉弦等。处方:白芍40克,川楝子、香附、陈皮、白术、枳实、柴胡各15克,甘草10克,水煎服。

(2)疏肝泻热:本法适用于肝郁热结之证。症见胃脘胀痛,胁痛,灼热、口苦咽干,心烦易怒,吐酸,呕吐,便秘,尿赤,舌质红,苔白干。处方柴胡、枳实、黄芩、半夏、生姜各15克,白芍30克,大黄10克,大枣5枚,水煎服。

(3)疏肝滋胃:本法适用于胃阴亏虚之证。症见胸胁满闷,胃脘灼热痛,食纳减少,口干咽干,手足烦热,心悸少寐,消瘦,大便干,尿黄,舌光红无苔,脉细数或弦细。处方:生地黄、麦冬、川楝子、白芍各 20 克,香橼、茵陈、沙参、石斛各 15 克,水煎服。

(4)健中温脾:本法适用于中焦阳衰,脾胃虚寒之证。症见脘腹挛缩痛,喜暖喜按,畏寒,四肢不温,脘痛发作有似牵拉样,口泛清涎,口淡,便泄,舌淡苔白,滑脉象沉迟或弦缓。处方:黄芪 30 克,桂枝 20 克,白芍 40 克,生姜 25 克,大枣 8 枚,白术、甘草各 15 克,水煎服。

(5)益气健脾养胃:用于脾胃虚弱证。症见胃脘胀满,隐隐作痛,饱闷泛吐,清水痰多,气短乏力,消化不良,泄泻,面色无华,四肢不温,舌淡,脉虚或沉迟;多见于慢性胃炎,胃扩张等。处方:党参、白术、茯苓各 20 克,半夏、陈皮各 15 克,木香7.5 克,砂仁、公丁香、甘草各 10 克,水煎服。

(6)消食和胃:适用于食积停滞,脘腹胀满,恶食嗳腐,腹痛,或泄泻等症。若脾胃不虚可以用此法。如脾有虚弱,又当配以健脾胃药,消补兼施。积滞不甚而虚象较甚者,投药可以补多于消;虚象不甚而积滞较甚者,用药宜消多于补。通常脾胃不虚仅食滞胃不和者可用下方:麦芽 30 克,焦山楂、莱菔子、陈皮各 15 克,甘草 10 克,鸡内金、神曲各 20 克,水煎服。

(7)清胃温脾:适用于寒热互结之胃脘痛。症见胃脘胀痛,灼热吐酸,嘈杂,嗳气肠鸣,呕吐,大便秘结或黏滞不爽,舌边红苔白,脉弦或弦滑。处方:黄芩 10 克,川黄连、公丁香、吴茱萸、干姜各 7.5 克,甘草、半夏各 15 克,大黄 5 克,水煎服。

(8)活血通络:用于久痛入络,胃络瘀阻之证。症见胃脘刺痛,痛在定处,拒按,食后较甚,或呕血、黑粪,舌质紫暗或有瘀斑,脉沉。处方:当归、牡丹皮、桃仁、赤芍、红花、枳壳、柴胡、丹参各 15 克,生地黄 20 克,水煎服。

(9)疏气温中:适用于气郁中寒之胃脘痛。症见胃脘胀满痛,胁下胀满,喜暖怕凉,呕恶呃逆,泛酸,多吐清水涎沫及不消化之食物残渣,或便溏清稀,舌淡苔白,滑脉数迟或沉迟。处方:吴茱萸、干姜、肉桂、延胡索、甘草各10克,广木香7.5克,紫苏、乌药、醋香附、青皮、白术、茯苓各15克,水煎服。

(10)和中安蛔:适用脾胃不和,上热下寒之证。症见脘腹胀满,恶心呕吐,口干咽干,腹胀痛,泄泻,舌白腻脉弦缓或沉迟。处方:乌梅、槟榔各20枚,党参15克,黄柏、桂枝各10克,干姜、川椒、黄连、附子各7.5克,细辛5克,水煎服。

(11)脾胃湿热:适用于湿困中焦,胃热炽盛之证。症见胃脘痞满,嗳气,恶心嘈杂,吐酸,口苦而干,纳差,身困,大便不爽,小便黄少,舌质红,苔黄腻,脉弦实。处方:薏苡仁、香附、滑石各20克,枳实、白术、半夏、白豆蔻、通草、淡竹叶、黄芩各10克,生麦芽15克,川厚朴30克,水煎服。

5. 胃炎的其他中医药疗法

中药外治法是中医治疗学的重要组成部分,是我国劳动人民几千年来同疾病做斗争中总结出来的一套独特的,行之有效的治疗方法。中药外治作用迅速、简便廉验、易学易用、容易推广、使用安全、不良反应少,容易为患者接受,故能千载不衰。

(1)中药外敷法治疗胃炎:中药外敷治疗胃炎同内治法一样,均以中医的整体观念和辨证论治为指导思想,运用各种不同的方法,将药物施于皮肤、孔窍、腧穴等部位以发挥其疏通经络、调和气血、活血化瘀、扶正祛邪等作用,使失去平衡的脏腑阴阳得以重新调整和改善,从而促进机体功能的恢复,达到治病的目的。

①热熨法。连须葱头 30 克,生姜 15 克。共捣烂,炒烫装入布袋,热熨胃脘部,药袋冷即后更换,每日 2 次,每次 30 分钟或以疼痛缓解为度。主治寒性胃痛。

②药包热敷法。肉桂 50 克,干姜 50 克,香附 80 克,高良姜 80 克,荜茇 40 克,木香 40 克,丁香 15 克,肉豆蔻 30 克,茯苓 50 克,附子 3 克。上药风干研粉,另将铁粉、木粉置容器内,加入催化剂配成溶液,再将上述药物加入搅拌均匀,装入布袋。将药包摩擦发热后敷在胃脘部,每日 1 换,7 日为 1 个疗程,一般需 12 个疗程,重者 24 个疗程。主治寒凝气滞和脾胃虚寒型胃病。

③药物兜肚法

处方一:三棱、莪术各 15 克,艾叶 45 克,肉桂、木香、草果、丁香各 10 克,水仙子、红花各 15 克,高良姜 12 克,砂仁 6 克。

处方二:荜茇、干姜各 15 克,甘松、山柰、细辛、肉桂、吴茱萸、白芷各 10 克,大茴香 6 克,艾叶 30 克。

上两方诸药研细末,用柔软的棉布 40 厘米折成 20 厘米见方的布兜,内铺一薄层棉花将药均匀撒上,外层加一块塑料薄膜,然后用线密缝好,防止药末堆积或漏出,日夜兜在胃脘部,一般于立冬开始至第二年春分除去,药末 1~2 个月换 1 次。处方一适用于瘀血型胃痛,处方二适用于脾胃虚寒型胃痛。使用时药兜内层必须紧贴胃脘部皮肤,治疗期间忌服生冷瓜果及油腻之品。

(2)针刺疗法治疗胃炎:针刺疗法是中医的一个分支,同样需要辨证施治。在治疗时应根据患者的不同临床表现来选取不同的穴位,由针灸医师操作。针法治疗急性胃炎常使用 3 个穴位,即中脘、足三里和内关,还可根据不同情况加用不同腧穴。例如,因感受寒邪或贪凉饮冷而见胃脘冷痛、疼痛剧烈、时泛清涎、喜温恶冷时,可针上述穴位,并在中脘、足三里穴处加用灸法以奏温散寒邪、温胃止痛之效;因饮食所伤,可在上述3穴位的基础上,加刺内庭、下脘2穴;脘腹胀痛、痛连胁肋、嗳气烧心、忧思恼怒则疼痛加剧者,可加刺阳陵泉、期门2穴;吞酸者另加公孙穴;如系胃脘隐痛、泛吐清水、喜暖恶凉、按之痛减者,可加刺脾俞、胃俞、章门3穴,也可配合灸法共同施治。慢性胃炎若病情较轻,平时症状不明显者,也可只取足三里穴行针刺治疗,除可调胃健脾之外,还具有全身强壮作用,坚持2～3个月之后就可有明显的疗效。

(3)灸法治疗胃炎:针刺治疗胃炎有其独特的疗效,而灸法相对于针法而言,又有针法不可替代的优势。主要表现在以下几个方面。

①疗效明显。灸法治疗胃炎就是将温热直接施加在体表腧穴上,通过艾蒿的药理作用来调整局部气血,疏通经络直达病所,因此奏效迅速。如在急性胃炎患者胃部疼痛剧烈时,使用艾灸疗法进行治疗,常能迅速止痛。

②不良反应小,安全系数大。艾灸施术于体表,通过温热与药力对局部穴位的物理作用及局部扩散作用,调整经络气血而达到治疗目的,因而避免了内服药物直接进入大循环后,对肝脏、肾脏等器官的毒害作用。尤其是慢性胃炎患者,由于病程长,治疗时间也长,若长期服药,不仅对全身器官有影响,而且对胃黏膜本身也有一定的刺激作用。

③操作简便,经济实惠。艾灸无须特殊的仪器和设备,仅需到医院或药店购买一定的艾绒或艾条,找准穴位后即可在家庭中使用,而且艾绒或艾条价格低廉,适宜于患者长期使用。

④常用治疗胃炎的灸法有以下几种。

●灸神阙。神阙，即肚脐正中。先用食盐将肚脐填平，再取一厚 0.2～0.3 厘米姜片，中间用粗针刺数个小孔，然后置于食盐上，最后取艾绒一撮，捏成圆锥状，大小如花生米，置于姜片上点燃，燃尽后易炷再灸。本法多用于脾胃虚寒、胃脘冷痛、吐泻并作、四肢厥冷等症。慢性胃炎患者胃痛隐隐、神疲乏力、面黄肌瘦的每日灸 5～7 壮，连续灸 20～30 日即可收到满意效果。

●灸足三里。取清艾绒，捏制成花生仁大的艾炷，置于足三里穴处，皮肤上可擦少许凡士林或蒜汁，以便粘住艾炷然后点燃，可连灸 7～10 壮，灸完后由于灼烧可形成灸疮，即瘢痕灸法；也可用艾条熏灼足三里穴处，每日 20～30 分钟，连灸 10～15 日为 1 个疗程。前者主要适用于治疗慢性胃炎长期不愈，既可调和胃气，保护胃黏膜，又可增强体质，因而对治疗顽固性胃脘疼痛尤为适宜；后者刺激较轻，适合慢性胃炎症状轻者，同时也有强身健体的作用。

●灸中脘、关元。两穴均以清艾绒制之艾炷，直接置于穴位处，等燃至 2/3 时易炷再燃，一般灸 7～10 壮。此两穴具有温中散寒作用，故急、慢性胃炎凡属胃寒者均可使用本法。若呕吐较剧，可在皮肤与艾炷之间置一 2～3 毫米厚的生姜片，中间刺有数孔，以增强温中止呕作用。

●艾条灸法。对于脾胃虚寒之胃痛或中老年人胃脘隐痛、食欲缺乏者，可用艾条温和灸中脘、梁门、足三里穴。具体方法是取艾条 1 支，点燃后直对穴位，距离以患者能耐受为度，一般灸 10～15 分钟致皮肤红晕而无烫伤，每 2～3 日 1 次，症状减轻后可适当减少施灸次数，不仅能健脾和胃，改善胃肠功能,还可增强体质防病延年。

(4)耳针疗法治疗胃炎:根据生物全息理论,人体各脏腑、肢体、器官、组织在耳郭上都有一个相应的区域,当人体某一器官有病时,可在其相对应的区域内反映出来,根据这一原理,如果刺激这一区域,便可治疗其相应器官的疾病。

耳针疗法治疗胃炎,是近年来发展起来的一种新的治疗方法,临床研究证实其疗效颇佳。一般可选用耳穴:胃、脾、神门、下脚端和脑,然后用短毫针或图钉形耳针,直接刺激上述穴位,留针 30 分钟至 1 小时后,即可起针,每日或隔日 1 次,10 日为 1 个疗程,休息 5～7 日后,再进行下 1 个疗程的治疗。也可采用压迫耳穴的方法,压迫的材料可选取磁珠、绿豆、菜籽或中药王不留行等。具体方法是:先把胶布剪成约 0.5 厘米见方的正方形,将上述物品置于胶布正中,然后固定到上述穴位上,给予较强按压刺激,以患者耳郭发热为宜。每日每穴压迫 3～4 次,每次 15～20 分钟。贴耳穴时间,冬季不超过 7 日,夏季不超过 3 日,春秋季酌情增减。此种方法是利用药子对耳穴的压迫作用,起到缓解胃痛、保护胃黏膜的作用,从而使胃的功能趋于正常。

(5)浴足疗法治疗慢性胃炎:从现代医学理论来看,浴足疗法可以促进全身血液、淋巴循环和组织间的新陈代谢,可使人感到脚部和其周围温暖舒适,也给全身带来了一种轻松愉快和灵活感,既可防治人体胃寒疾病,又可加强脚部肌肉纤维的活动力。

每晚用花椒水泡脚半小时,用左手心摩擦右足心涌泉穴,用右手心摩擦左足心涌泉穴各 100 次,由此可以引热下行、壮体强身。

第二章　春季调治

一、春季胃肠疾病

春季与五脏中的肝脏相对应,很容易发生肝气过旺,对脾胃产生不良影响,妨碍食物正常消化吸收,因此导致胃肠病多发。

具体来说,主要有3个原因:第一,春天肝气主令,肝气易犯脾胃。第二,春天多风,乍暖还寒,气温变化较大,稍有不慎,人体易受风寒,在外邪之中寒邪最易犯胃,寒为阴邪,易伤阳气,如果受寒或饮冷过度,使脾胃阳气受伤,就可出现胃肠的病变,尤其是夏、秋季有贪凉饮冷习惯的人,到了冬、春季节脾胃功能减弱的现象就凸显出来。第三,早春节日较多,饮食上如果暴饮暴食,胃肠疾病就更易发生。胃病初起多为肝胃气机壅滞,久则胃失和降而致胃脘作痛。因此,一旦出现胃部不适,应积极采取措施,切不可久拖不治。

1. 春季胃炎易复发的诱因

春暖花开本是一个非常好的季节,但在这个季节却有很多慢性胃炎的患者会出现胃不舒服的症状,为何到了春季胃病常会找上门呢?

(1)胃的细菌和病毒感染:细菌和病毒感染后在胃黏膜表

面分泌一些毒素,会造成胃黏膜严重损伤。胃部最常见的细菌是幽门螺杆菌(图7)和沙门菌。幽门螺杆菌往往可从饮水中、蔬菜表面获得,经过餐具感染也有可能,因此同桌吃饭的家人间往往会互相传染。沙门菌主要来源是蔬菜,另外冰箱中食物放时间长了也会污染沙门菌。最常见的病毒有轮状病毒和疱疹病毒。细菌和病毒感染是引起慢性胃炎最主要的原因。

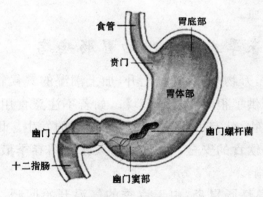

图7 胃部的幽门螺杆菌

(2)药物引起的胃炎:长期服用某些药物也会损伤胃,引起慢性胃炎,如感冒药、抗生素、治糖尿病的药、抗类风湿关节炎的药、糖皮质激素类的药物。这是因为很多药物都在胃里吸收,且都具有强酸性,直接对胃黏膜进行化学腐蚀,对胃造成伤害。某些应激因素也会造成胃部不适,如创伤、大手术、工作压力大及睡不好觉等。

(3)气候的改变:春季乍暖还寒,一会儿暖和一会儿寒冷,稍不注意就会影响到胃的健康,所以春季要注意胃部保暖。

(4)饮食原因:不良的饮食习惯对胃的伤害也很大,如很多人喜欢吃过热或者过凉的食物、辛辣刺激的食物;还有些人喜欢饮酒,特别是某些喜欢饮用烈性酒的人,很容易对胃造成伤害。

到了春季,又有很多季节性的食物,稍微吃得不当就会造成胃不适。例如,对于有胃病的患者来说,春笋不宜食,春笋性寒味甘,又含较多粗纤维素,大量进食后较难消化。特别是本来就有胃溃疡的患者,食用春笋后对胃肠造成了负担,容易导致胃出血。

2. 春季容易出现的胃肠疾病

春季,万物复苏,气温上升,加上潮湿的气候特点,给病毒和细菌提供了很好的繁殖环境。如若不注意食用了变质或是腐败的食物,就有可能导致胃肠道疾病的发生。因此,春季要特别注意饮食的安全。下面就为大家介绍春季最容易出现的胃肠道疾病。

(1)急性肠胃炎:由于春季的气温开始回暖,细菌和病毒繁殖活跃,导致食物很快腐败、变质。急性肠胃炎的发生,多源于吃了不干净的东西,从而引起腹痛、腹泻。急性肠胃炎通常起病突然,主要症状为恶心、呕吐、发热、腹痛和腹泻。儿童患者呕吐普遍,成人患者腹泻为多。此外,头痛、发热、寒战和肌肉痛也是常见症状,少数严重病例由于频繁呕吐及腹泻,可出现脱水。

(2)慢性胃炎:春天天气变化无常,气温也是时冷时热,胃酸分泌常常会异常增多,导致胃炎产生或复发。如果感到胃痛、胃胀、反酸,多是胃炎发作的症状。慢性胃炎属于慢性迁延性疾病,其症状可时轻时重,其病情也受外界环境、精神状态、饮食情况等因素的影响。基于上述特点,就决定了慢性胃炎需要综合治疗。这些治疗包括饮食疗法、支持疗法、对症疗法和防治结合。例如,纠正不良的饮食嗜好和习惯,注意饮食结构合理,减少刺激性饮食对胃的不良影响,增加营养,加强体格锻炼,根据慢性胃炎的不同类别采用不同的药物治疗。在药物治疗过程中要根据病情的变化,对治疗方案做出相应的调整。同时要定期复查,发现情况及时解决。只有这样,慢性胃炎的治疗才能取得良好的治疗效果。

(3)胃肠型感冒:这类患者会食欲差、腹痛、恶心、呕吐、腹泻,同时伴有上呼吸道症状。胃肠型感冒最常见的原因是病毒、细菌的感染及饮食的过敏反应。细菌及病毒在喉部着床发炎后,即会顺着唾液被吞入胃肠中引起胃肠的不适。其表现症状有:呕吐、腹泻、腹痛及消化不良等诸多表现。预防胃肠型感冒其实很简单:多喝水不喝冷饮,多吃新鲜的蔬菜水果,多吃容易消化的食物,做到居住的房间空气流通,少去人多拥挤的公共场所。

(4)过敏性胃肠炎:是由于某种食物或食品添加剂等引起的免疫反应,导致消化系统或全身性的变态反应。一般预后良好,多随年龄增长而逐渐缓解,但处理不当,病情迁延发展,常致营养不良、生长障碍。临床表现的严重程度与食物中变应原性的强弱和宿主的易感性有关。

(5)胆汁反流性胃炎:在胃炎中,胆汁反流性胃炎非常多见,尤其是在每年的春季。该病的主要症状是胃部烧灼感、隐痛等。在详细询问病情后发现,春季吃得油腻的人很容易诱发胆汁反流性胃炎。该病一旦发作,患者都非常痛苦,寝食难安,需要及时治疗。胆汁反流性胃炎属于慢性浅表性胃炎,在临床有50%～60%的慢性浅表性胃炎有胆汁反流入胃的表现。胆汁反流性胃炎临床表现是：上腹不适，饱胀感、灼热感，早期有隐痛或不痛，口苦咽干，大便时干时稀。这些都是因胆汁反流入胃后破坏胃黏膜屏障所导致的。具体地说，导致胆汁反流性胃炎的原因如下。

①胃大部切除术后，幽门括约肌被切除，失去防止胆汁反流的结构。

②幽门括约肌功能失调，幽门呈开放状态，十二指肠更畅通无阻，胆汁反流入胃，这种状态的病人较多；或因幽门螺杆菌感染，致使幽门炎症、水肿、感染，幽门括约肌功能失调。

③胆囊结石、长期吸烟、饮酒、高脂肪饮食等也会引起胆汁反流。胆汁反流入胃内可导致慢性浅表性胃炎、萎缩性胃炎、胃溃疡，甚至胃恶变，因此要及早治疗。

一般来说，胆汁反流性胃炎需要系统治疗，杀灭幽门螺杆菌、治愈胃炎、恢复幽门括约肌功能。胃大部切除术病人应注意调整好自己的情绪，不食过于油腻食物。为防止胆汁反流性胃炎复发，一般主张后期还需要一段时间的维持治疗，以巩固疗效。需要指出的是，维持治疗也有一定的时间限制，吃了药就不敢停也是不对的。由此可见，胃病病人用药应该在经验丰富的医生指导下进行，定期复诊，恰到好处地用药、停药，这样做胃病才好得快，好后少复发，还可以降低药物不良反应带来的危害。

（6）糜烂性胃炎：急性糜烂性胃炎一般急性起病，其症状轻重也不同。主要表现为上腹饱胀、隐痛、嗳气、恶心、呕吐、食欲缺乏，严重者呕吐物略带血性。慢性糜烂性胃炎表现为胃黏膜出现多个疣状、丘疹样隆起或膨大皱襞状，直径5～10

毫米,顶端可见黏膜缺损或脐样凹陷,中心有糜烂,隆起周围多无红晕,但常伴有大小相仿的红斑,以胃窦部多见,可分为消失型和持续型。症状常为非特异性的,包括呕吐、恶心和上腹部不适。

(7)疣状胃炎:和慢性胃炎一样,春季多发,与春季多变的天气有直接关系。临床表现没有特异性。有上腹痛,以隐痛、胀痛多见,疼痛无规律性。其次是上腹胀,嗳气,泛酸。有1/3病例有上消化道出血(表现为呕血、黑粪),少数病例可无症状。虽然形态学和组织学上有独特改变,但临床表现和普通型慢性胃炎无区别。

3. 胃炎春季多发证型及方药

中医学认为,慢性胃炎的病因病机,多由于脾胃素虚,加之内外之邪乘虚袭之,但主要为饮食所伤。肝的四季属性为春,春主生发,肝气郁滞,七情失和、痰湿中阻,则蕴湿生热,湿热内聚,既为气机阻滞,又为痰浊之源,脾虚日久,则成脾胃寒湿。故病邪有寒热之辨、病机有虚实之分,实痞以邪实为主,虚痞以正虚为主。临床实际所见,以寒热夹杂、虚实兼见者为多。一方面,本病之发生乃由胃及脾,脾胃一阴一阳,喜恶相反,脾胃同病,易见本虚标实、寒热错杂;另一方面,则因脾胃乃易虚易实之脏腑,每为饮食所伤,或为六淫所感,亦可为情志所累,故气滞、血瘀、热蕴、湿阻、痰凝等邪实之证常与脾胃气虚、胃阴不足、脾胃虚寒等正虚之证兼见。

(1)脾胃湿热型:症见胃脘胀痛明显,嗳气嘈杂,口中黏腻,或口臭,大便不畅,胸闷痞塞,纳差,食后胀痛加重,舌质稍红,苔黄厚腻,脉弦滑。治则:清热泄浊,和胃消痞。选方用药：藿香 10 克，木香 10 克，苍术 10 克，厚朴 10 克，檀香 3 克，砂仁 3 克，白豆蔻 5 克，半夏 10 克，陈皮 10 克，甘草 3 克，水煎服。

（2）肝胃蕴热型：症见胃脘灼痛，痛势急迫，连及两胁，烦躁易怒，泛酸嘈杂，口干苦，舌红苔黄，脉弦数。治则：疏肝和胃，泄热止痛。选方用药：牡丹皮 10 克，栀子 10 克，龙胆草 10 克，青皮 10 克，浙贝母 10 克，白芍 10 克，川楝子 6 克，黄连 6 克，蒲公英 12 克，吴茱萸 2 克，水煎服。

（3）肝胃气滞型：症见胃脘胀满，攻撑作痛，痛连两胁，胸闷嗳气，善太息，呕吐，有时泛酸或吐苦水，烦易怒，大便不畅，或便溏或便秘，舌质淡红，薄黄或薄白，脉弦。治则：疏肝理气，和胃止痛。选方用药：柴胡 10 克，制香附 10 克，枳壳 10 克，川芎 10 克，大腹皮 10 克，陈皮 10 克，白芍 10 克，砂仁 3 克，甘草 6 克，水煎服。

（4）脾胃阴虚型：症见胃脘隐痛，烦渴思饮，口干咽燥，胃中嘈杂灼热，大便干结，食少，纳呆，乏力，苔少或薄黄，脉弦细或细数。治则：养阴益胃。选方用药：北沙参 10 克，麦冬 10 克，石斛 10 克，玉竹 10 克，生地黄 10 克，淡竹叶 10 克，白扁豆 10 克，清半夏 10 克，甘草 6 克，大枣 2 枚，水煎服。

（5）胃络瘀血型：症见胃脘刺痛或痛有定处，按之加重，日久不愈，粪便色黑，舌质暗红或紫黯，有瘀斑，脉弦涩。治则：活血通络，化瘀止痛。选方用药：炒五灵脂 10 克，当归 10 克，川芎 6 克，三七 5 克，柴胡 10 克，赤芍 6 克，乌药 6 克，延胡索 6 克，甘草 6 克，香附 6 克，红花 10 克，枳壳 6 克，水煎服。

（6）脾胃虚寒型：症见胃脘隐隐作痛，绵绵不断，喜暖喜按，得食则减，呕吐清水，纳少，乏力神疲，手足欠温。大便溏薄,舌质淡,苔薄白,脉细弱。治则:益气温中,健脾和胃。选方用药:黄芪 12 克,桂枝 6 克,芍药 10 克,生甘草 6 克,生姜 3 片,大枣 3 枚,饴糖 30 克,水煎服。

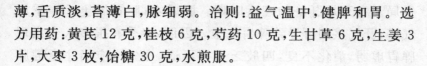

二、胃炎春季调治

1. 春季调治原则

(1)消除和避免引起胃炎的有害因素:如戒除烟酒、避免服用对胃有刺激性的食物及药物等。

(2)根除幽门螺杆菌:适用于下列幽门螺杆菌感染的慢性胃炎患者:①有明显异常的慢性胃炎(胃黏膜有糜烂、中至重度萎缩及肠化生、异型增生)。②有胃癌家族史。③伴糜烂性十二指肠炎。④消化不良症状经常规治疗疗效差者。

(3)胃黏膜保护药:中、西药均可应用,这些药物除对症治疗作用外,对胃黏膜上皮修复及炎症的消退也可能有一定作用。

(4)对症治疗:有上腹痛、反酸、胃黏膜有糜烂时可用抗酸或抑酸制剂,减轻 H^+ 反弥散,有利于胃黏膜修复。当上腹胀满、胃排空差或有反流时,可用促动力药,如多潘立酮等;有缺铁性贫血者可补充铁剂,有恶性贫血者需终身维生素 B_{12} 注射治疗。

2. 饮食调治法

(1)春季养胃方法:中医学认为,脾胃乃"后天之本"。其中,胃是"五脏之本""水谷之海"。脾胃的保养,事关人体健康全局。春天是肝脏的旺盛时期。肝属木;脾胃属土。春季肝气盛,肝气盛则可导致脾胃气虚。因而,春季有很多人会出现脾胃虚弱,消化不良,四肢乏力等不适。此时,应当注意健脾养胃。

古代医家孙思邈在《千金要方》中提出:"春七十二日,省酸增甘,以养脾气。"即在春天应适当多吃些甜味食品,甘能健脾,少吃酸味食品,多食酸可引起胃酸分泌障碍,影响消化吸收功能。初春饮食应以辛温、清淡为主,辛温祛寒,这样可使人体抗拒风寒、风湿之邪的侵袭,健脾益气,减少生病。多喝水、少饮酒、宜养肝,忌食油腻、生冷、酸涩、黏硬和大辛大热食物,以免助热生火,伤害脾胃。要摄入足量的水果、蔬菜,以获得必要的维生素,可起到清热泻火、凉血明目、消肿利尿、增进食欲等作用,同时能提高人体的免疫功能,预防感冒、肺炎等春季传染病的发生。

①"多喝五汤"。一是,多喝牛肉汤。牛肉,补脾胃,益气血,强筋骨。可添适量山药、大枣同熬汤,食肉喝汤。适合年老体弱者常食。二是,多喝鱼汤。以鲜活鲤鱼、鲢鱼、鲫鱼为佳。鲤鱼健胃利水,利尿消肿,清热解毒;鲢鱼解郁疏肝,暖胃利肺,润泽皮肤;鲫鱼健脾利湿,和中开胃,活血通络。制作时可适量加点山楂、大枣。食鱼喝汤。三是,多喝鸡汤。鸡肉入肝、脾、胃经。具有温中,益气,补精,填髓之功效。但有实热者不宜。以上3种汤,应注意多加水;慢火、长时间熬;熬汤时先别加食盐,待熬好出锅时,放少许食盐。四是,多喝米汤。以小米、糯米为佳。多加水,慢火熬。五是,多喝菜汤。以圆白菜、紫甘蓝、西红柿鸡蛋汤为佳。要少加食盐,最好不加鸡精、味精等调料。

②"多吃四果"。即大枣、山楂、苹果、木瓜。这些都是健脾胃最好水果。

③"多吃三粮"。即大麦、小麦、黄豆。这可是春季健脾胃最可口的主食。

(2)养胃先养肝:中医学认为,春季属"木",相对应于人体则属"肝"。春季的"木"应欣欣向荣,如肝气不疏,郁而不达,气机不畅,不通则"痛",可发生胃痛诸症。春天是胃病——包括胃十二指肠溃疡、肝硬化等疾病伴消化道出血的高发季节。有胃病的人在这个季节一定要格外注意,预防胃病的发作。春季饮食要顺应节气的特点,平时喜欢吃酸性食物的人,这时要少吃,因为春季是发散的季节,而酸性食物有收敛的功能,如果继续多食酸,则不利于身体的吐故纳新,会有损脾胃。喜食酸的人,可以适当地多吃一些甜味食品补益脾胃。

(3)春季饮食注意事项:到底春天吃什么好呢?的确让很多的朋友有所为难,其实根本不必这样的,想要知道春天吃什么养胃并不是很难,下面我们就来好好地看一下吧,相信掌握了这些饮食禁忌事项,一定会让您受益匪浅。

春天最有利于精血化津气,充实人体的组织器官。春天的到来,好像新生命的到来,机体内随万物萌发、草长花开,也蕴藏着一种勃勃的生机。但是春天气候多变,会直接影响人体的防御功能,全身的抗病能力也会下降;另一方面,各种细菌、病毒也开始大量繁殖,人体体质不佳时,细菌、病毒等就会乘虚而入。为此,在饮食过程当中,我们必须要注意一些细节上的问题。

①正确早餐。春天人体新陈代谢旺盛,人们明显的感觉是早晨醒得很早,但现在的人们晚上普遍睡得又很晚,所以会

有睡眠不好的现象。早餐应以高蛋白食物为主(一袋奶、一个鸡蛋和粥),还要喝一点咖啡或茶,以提神醒脑,一般南方人都有这种习惯。

②补充维生素。权威营养专家指出:缺乏维生素 A 就容易患呼吸道和消化道感染,一旦感冒或腹泻,体内维生素 A 的水平又会进一步下降。维生素 A 缺乏还会降低人体的抗体反应,导致免疫功能下降。维生素 A 对呼吸道及胃肠道黏膜的保护作用已得到广泛的证实。从食物中补充维生素 A 是一种安全有效的保健方法,在众多食物中,最能补充维生素 A 的当数胡萝卜。所以,春季到来的时候,一定要多吃胡萝卜等一些富含维生素 A 的食品。

③多食食用菌。春季饮食应清淡一些,多吃蔬菜和一些食用菌,如黑木耳、银耳、蘑菇、香菇等。多食食用菌类食品能增加抗病毒能力。

(4)春季的食疗:春季阳光明媚,万物生发向上,处于复苏过程,人的血液循环也随之加快,在这种情况下,饮食也当有所调整。所谓"春天里来日渐暖,厚味饮食应转淡,时鲜蔬菜要多食,酒肉辛辣要少吃,健康长寿有保障",这句顺口溜概括了春季饮食的特点。

以下为春季常用食疗方,方便易行,疗效显著,可供选用。

蜜蒸百合

百合 50 克,蜂蜜 50 克。将百合洗净,脱瓣,浸清水中半钟头后捞出,放入碗内,加入蜂蜜,隔水蒸约 60 分钟即成。具有健脾调中,滋阴润燥,通调大便之功效。

糖渍水果雪梨

雪梨 500 克,蜂蜜 250 克。将雪梨洗净,去果柄、果核,放在锅内,加水量适宜,煎煮至七成熟烂。水将耗干时加蜂蜜,再以文火把雪梨煎煮熟透,收汁待冷,放瓶罐中贮存备用。这种食品有令人满意的润燥、生津、止渴的效果。

刀豆鸽肉汤

鸽肉 50 克,刀豆 30 克,山药 20 克。先将鸽肉煮酥,加入刀豆和山药,放入适量调味品,再煮开,连肉及汤一起饮服,连食数次。具有健脾胃,强精力,增食欲等疗效。

赤豆补脾粥

赤小豆 50 克,山药 50 克,芡实 25 克,薏苡仁 25 克,莲子 25 克,大枣 10 枚,糯米 60 克,白糖少许。以上前 7 味洗净,共入锅中,加水适量共煮酥烂,调入白糖稍炖即成。此粥健脾益胃止泻。适用于脾胃虚弱,食少腹泻等症。

鲫鱼莼菜汤

活鲜鲫鱼 500 克,莼菜 500 克,植物油、食盐、黄酒各适量。将鱼洗净沥干,用热油将两面煎黄,加黄酒、食盐及水煮沸 15 分钟后,加入洗净的莼菜,再煮沸 10 分钟即可。此汤和胃调中,止呕止痛,补虚利水。具有防治慢性胃炎和胃溃疡癌变的作用。

马兰头猪肚汤

猪肚 1 只,马兰头根鲜品 400 克(或干品 200 克),黄酒、食盐各适量。将猪肚洗净;马兰头根(老者良)洗净、切碎,加黄酒 1 匙拌匀备用。把马兰头根全部塞入猪肚内,将开口处缝合扎牢,放入水中煮沸,加黄酒、食盐,改用文火慢炖 3～4 小时,至猪肚煮烂后拆线切开,取出马兰头根丢弃,将猪肚切片。食猪肚、喝汤,宜空腹食用。此汤健胃消积,清热消炎,凉血解毒。适用于胃热型慢性胃炎。

胡萝卜淮山药内金汤

胡萝卜 250 克,淮山药 20～30 克,鸡内金 10～15 克。将胡萝卜切块,与淮山药、鸡内金同煮,加入少许红糖。服汤,连服数日。可治脾胃气虚型慢性胃炎所致的食欲减少、消化不良等症。

鲜藕排骨煨汤

新鲜老藕 2 000 克,猪排骨 2 000 克,大枣 2 枚,植物油、食盐、黄酒各适量。藕洗净切块备用。将排骨倒入热油锅中翻炒,加黄酒焖烧 10 分钟,加入藕块及水煮沸后,用小火慢煨 2 小时,加大枣、食盐再慢煨 1 小时至汤汁浓,排骨与藕均已酥烂即可。宜在饭前空腹食用,每日 2 次。此汤健脾补胃,舒畅肺气,益肾利湿,养血祛瘀。适用于慢性胃炎、胃下垂、贫血等。对于大病之后身体虚弱者,常食此汤,有补养和治疗作用,能促进身体恢复健康。

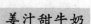

姜汁甜牛奶

鲜牛奶 150～200 毫升，生姜汁、白糖、葱白各适量。将生姜汁、牛奶、白糖混合，置火上温热后服食（如小儿吐乳，可将生姜汁调葱白）。此方散寒，和胃，止痛。适用于虚寒型胃炎，呕吐，胃胀气，胃痛，打嗝反酸等症。

豆蔻馒头

白豆蔻 15 克，酵面 50 克，面粉 100 克。将白豆蔻研末，与面粉混合，制成馒头。此方开胃健脾，理气消胀，化湿和胃。适用于胸腹胀满，呕吐嗳气，食欲缺乏等症。

萝卜酸梅汤

新鲜萝卜 250 克，酸梅 2 枚，食盐少许。将萝卜洗净、切片与酸梅一起放锅中，加水置文火煎煮，加食盐调味即成，饮汁去渣。此汤宽中行气，化痰消滞。适用于饮食积滞，进食过饱引起的胸闷、腹胀、气逆等症。

谷芽麦芽煮鸭肫

鲜鸭肫 1～2 个，谷芽 15～20 克，麦芽 15～30 克，食盐、味精各适量。鸭肫洗净但不要剥去鸭内金，与谷芽、麦芽一起置文火上焖煮，至鸭肫熟透，服用时加食盐、味精调味。饮汁食肉。此方健脾胃，助消化。适用于小儿饮食积滞，消化不良。

土豆番茄榨菜汤

土豆 150 克，番茄 80 克，榨菜 30 克。3 味切后混合煮汤，时时服食。具有补气,生津消食,健胃增食之效。适用于浅表性胃炎,脾虚食少者。

桂圆石斛汤

桂圆 10～15 个,石斛 10 克,白糖少许。胃热苔黄者加新鲜竹茹与桂圆、石斛、白糖一同用小火煮 15 分钟即可。本汤不宜久煮。如加鲜竹茹,须先洗净,再与桂圆肉、石斛同煮,食桂圆、喝汤,弃渣。桂圆与石斛相配,具有补脾健胃,补心益智,平胃气,除烦热等功能。胃火重者,佐以竹茹,增强桂圆滋补心脾的作用,此方胃热型胃炎患者可长期服用。

粟米半夏粥

粟米 125 克,鲜山药 100 克,半夏 30 克,白糖 50 克。先将半夏用温水淘洗数次(去涩味),水煮半夏 20 分钟,去渣取汁,再与粟米、山药煮粥,加入白糖即可。此粥健脾和胃,降逆止呕。凡因脾胃虚弱而致气逆上冲,呕吐频作者即可辅食。

白扁豆甜汤

白扁豆 30 克,白糖 1 匙。将白扁豆洗净,加水文火煮至酥烂,加入白糖即可。此汤补脾益胃,清热化湿,消暑止渴,对慢性胃炎有辅助治疗作用。

猪肚砂枳汤

猪肚 1 只,砂仁 3 克,枳壳 10 克。将猪肚洗净,把砂仁、枳壳放入猪肚内,将口用线扎牢,煮熟,饮汤食肚。此汤健脾胃,助消化,消痞满,强体力。适用于脾胃虚弱所致的食后脘腹胀满,体倦乏力,消瘦等症。

猪肚姜桂汤

猪肚 150 克,生姜 15 克,肉桂 3 克。将猪肚洗净,加生姜、肉桂及少许食盐及水,隔水炖,肚熟后,分 2 次饮汤食肚。此汤温中健脾养胃。适用于脾胃虚弱所致的胃脘隐痛,呕吐酸水等症。

参斛养胃汤

太子参 20 克,玉竹 12 克,石斛 15 克,淮山药 12 克,乌梅 3 枚,大枣 6 枚。将上述 6 味共煎水,分 2 次服用。此汤滋阴健胃。适用于胃气阴不足所致的食欲缺乏,亦治慢性萎缩性胃炎气阴不足所致的纳少,胃脘不舒。

洋参灵芝香菇散

西洋参 30 克,灵芝 30 克,香菇 30 克,石斛 30 克,白木耳 30 克。将上药焙干,共研细末,每次 2～3 克,温开水送服,每日 2 次。此方益气滋阴,补益脾胃,和血抗癌。适用于治疗胃阴虚所致的胃脘痛,食欲缺乏。亦用于萎缩性胃炎,并具一定防胃炎癌变的作用。

党参粟米茶

党参 20 克,粟米 100 克。将党参轧碎,粟米炒熟,加水煎煮饮用。此茶补益脾胃。适用于脾胃虚弱食欲缺乏,胃痛。

参术山药汤

党参 15 克，淮山药 15 克，白术 10 克，白豆蔻 3 克，生姜 3 片，大枣 3 枚。将上述 6 味药加水煎煮，饮其汁。此汤益气健脾，消食和胃。适用于脾胃虚弱所致的食欲缺乏，腹胀，便溏等症。

淮山党参内金汤

淮山药 30，党参 15 克，白术 9 克，鸡内金 10 克。4 味药共水煎，水沸 1 小时后，取汤温服。此汤补脾健胃。适用于脾胃虚弱所致的食欲缺乏，消化不良。

淮山内金汤

淮山药 20 克，小米 150 克，鸡内金 9 克，白糖少许。将山药、鸡内金研为细末，与小米共煮粥，加入白糖服用。此粥补脾胃，助消化。适用于脾虚所致的消化不良、腹泻，尤其对小儿胃炎最宜。

（5）春季胃炎宜吃的水果

苹果

性凉，味甘、酸。有健脾益胃的功效，适用于不思饮食、脘闷纳呆等症；有补养心气的功能，可用于中气不足、精神疲倦；具有生津润燥止渴的作用。

荔枝

性平，味甘、酸。有生津和胃的作用，用于胃燥气逆、津液不足之证；具有补养气血的功效，可补肝肾，健脾胃，用于治病后体虚等症。鲜荔枝生吃，可用于津伤胃痛呃逆的病人。

大枣

性温，味甘。有健脾益胃的作用，用于治疗脾胃虚损所致的形疲乏力等症，有益气生津的功效。

枇杷

性凉，味甘、酸。有润肺止咳的功效，治疗肺热咳血、咯血等症；有和胃生津的作用，用于胃灼热口干、呕逆食少等症。

葡萄

性平，味甘、酸。有滋阴生津的功效，用于热病伤阴及杂病肝肾阴虚等证；有补益气血的作用，适用于脾胃虚弱、气血不足之证。

板栗

性温，味甘。可补肾壮腰，强筋健骨，治肾虚所致的腰膝酸软；具有健脾养胃之效，治脾胃虚寒引起的慢性泄泻。

榛子

性平，味甘。有补气、健脾、止泻、明目、驱虫等功效，可用于气虚脾弱、食欲缺乏、神疲乏力，或脾虚、纳少便溏或体弱眼花、视物不清者；小儿疳积，伴有虫积者亦可用。

菠萝

性平,味甘、酸。有生津和胃的作用,用于暑热津伤、口干咽燥、心烦不安、胃肠不适等症;有补脾胃,固元气,益气血,强精神的作用,用于脾胃两虚、神疲乏力、纳呆、腰膝酸软等症。

莲子

味甘,性涩而平。能健脾而固涩肠道,用以治疗脾虚泄泻;能养心安神,可治疗失眠、心悸不安;有补肾固涩之功,可治疗肾虚男子遗精,女子带下、崩漏等。

荸荠

性寒,味甘。荸荠能清热生津,用于热病口渴、喉肿痛、口疮、目赤者;还能消食,除痞积胀满,治浅表性胃炎的停食腹胀等症。

桂圆

性温,味甘。有益心脾,补气血,安心神的作用,用于久病体虚、年老及产后虚弱、心悸、健忘、失眠等症;也有生津滋润五脏的作用,可治疗阴虚津伤之证。

(6)春季胃炎患者宜吃的谷物

籼米

性微温,味甘。能温中益气,养胃和脾,可治虚烦口渴、反胃呕逆;并能除湿止泻,利小便。对浅表性胃炎脾虚泄泻的病人有较好的疗效。

黍米

性温,味甘。能健脾胃,补中气,可治泻痢、吐逆胃部痛、不思饮食等症;对慢性胃炎有促进食欲的作用。

粟米

性凉,味甘、咸。能益脾和胃,可治脾胃气弱、食不消化、反胃呕吐等症;有滋阴液,养肾气作用,可治消渴口干、腰膝酸软等症;对浅表性胃炎诸多症状均有较好疗效。

(7)春季胃炎患者宜吃的蔬菜

茼蒿

性平,味辛、甘。熟食有补脾胃助消化作用,对脾胃虚弱、停食、脘腹胀满、消化不良、食欲减退者有一定效果。

大头菜

性温,味辛、苦、甘。能温脾胃,开胃下气,利湿解毒,治寒积腹痛、食积不化;能利湿解毒,治黄疸、乳痈、疖肿等。

山药

性平,味甘。能补中益气,长肌肉,止泄泻,止消渴,益肺固精,滋养强壮。适用于身体虚弱,精神倦怠,食欲缺乏,消化不良,慢性腹泻,脾虚食少,消瘦的浅表性胃炎病人。

藕

生藕性寒,味甘、有消瘀清热,解渴醒酒,止血健胃功效。

熟藕性温，味甘、能健脾开胃，养血生肌，并能止泻，治久咳、久痢、久泻及疮溃不收等症。

白扁豆

性平，味甘。具有健脾和胃，益气和中，消暑化湿之作用，可治脾虚食少、暑湿吐泻、小儿疳积、赤白带下等症。

番茄

性微寒，味甘、酸。有生津止渴，健胃消食，清热消暑，补肾利尿等功能，可治热病伤津口渴、食欲缺乏、暑热内盛等病症。

(8)春季胃炎患者宜吃的鱼和肉类

猪肚

性温，味甘。有补虚损，健脾胃之功能，可治虚劳羸弱、泄泻、下痢、消渴、小便频数、小儿疳积及带浊、遗精等症。有胃膜素等消化活性物质，对胃黏膜有一定保护作用。

鸡肫

性平，味甘。具有消食化积等功效，适用于食积不化、脘腹胀满等症。

刀鱼

性平，味甘。有补中益气，活血之效，可治脾胃虚寒，中气不足所致瘦弱无力、食减腹胀、呃逆喘促等症，还可治慢性胃肠功能紊乱、消化不良。

鲢鱼

性温,味甘。具有温和益气,暖胃泽肤之功能,可用于脾胃气虚所致的纳少、乳少等症。

牛肉

水牛肉性凉,黄牛肉性温。能补脾胃,益气血,强筋骨,可治脾胃虚弱、消化功能欠佳;或久病体虚,神疲乏力,气短唇白,面色萎黄,手足不温,畏寒怕冷,腰膝酸软等症。

牛乳

性平,味甘。有补虚损,益肺胃,生津润肠等功能,可治虚弱劳损、噎膈反胃、消渴、便秘等症。

羊肉

性温,味甘。有补虚益气,温中暖下等作用,可治阳痿、早泄、经少不孕、产后虚羸、腹痛寒疝、胃寒腹痛、纳食不化、肺气虚弱、久咳哮喘等症。

(9)胃炎常用中药

党参

性平,味甘。有补中益气的功效。用于脾胃气虚,倦怠乏力,食少便溏;或肺气不足,气短喘促及病后气血虚弱等。补气多配黄芪;补血多配当归;补脾多与白术配伍。党参补脾不燥,养胃不腻,既可补脾而益肺气,又能益气以生血。

黄芪

性微温，味甘。能补气升阳，固表止汗，托毒生肌，利水消肿。用于气虚体弱，倦怠乏力，食少便溏，气短自汗，中气下陷，久泻脱肛等症。常与党参、白术、升麻、柴胡等组成补中益气汤，对浅表性胃炎，中气虚弱的病人有明显疗效。

白术

性温，味甘、苦。能补脾益气，燥湿利水，固表止汗。用于脾胃虚弱，食少胀满，倦怠乏力，泄泻等。常与党参、茯苓等同用，是培补脾胃之要药。

甘草

性平，味甘。有补脾益气，润肺止咳，解毒，调和诸药的功效。用于脾胃虚弱及气血不足等证，常与党参、白术等补气健脾药同用。常与白芍配伍治疗胃痛、腹痛及四肢挛急疼痛等。

木香

性温，味辛、苦。有行气止痛功效。用于胃肠气滞所致的脘腹胀痛，食少呕吐或泻痢腹痛，里急后重等。常与党参、白术、砂仁等同用组成"香砂六君子汤"，对浅表性胃炎有很好的调理和治疗作用。

砂仁

性温，味辛。有化湿行气，温脾止泻，安胎的功效。用于湿阻中焦及脾胃气滞的脘腹胀满，不思饮食等症，常与化湿行气的厚朴、木香、陈皮、枳壳同用。

白豆蔻

性温,味辛。有行气化湿,温中止呕的功效。用于湿阻脾胃所致的胸脘痞满,或湿温病,胸闷不饥,舌苔浊腻等症。湿阻脾胃为浅表性胃炎多见的病症,白豆蔻多与厚朴、陈皮、苍术等同用,对缓解其症状有较好的疗效。

莱菔子

性平,味辛、甘。有消食导滞,降气化痰的功效。用于食积停滞,胃脘胀闷,嗳气吞酸等症。常与神曲、麦芽、山楂等配伍以增强消食化积的作用,多用于浅表性胃炎胃脘胀满的病人。

鸡内金

性平,味甘。有消食积,化结石,止遗尿的功效。用于胃炎饮食积滞、消化不良等症。若脾胃虚寒、消化不良、饮食不振,多与白术、干姜等同用。

神曲

性温,味甘、辛。有消食和胃的功效。用于饮食积滞,消化不良,脘腹胀闷及泄泻等症。

谷芽

性平,味甘。有消食和中,健脾开胃的功效。用于消化不良,脘腹胀闷或脾胃虚弱,食欲减退等症。常与山楂、麦芽、神曲同用,可与补气健脾之党参、白术、砂仁等配伍应用。

山楂

性微温,味酸、甘。有消食化积,散瘀行滞的功效。用于肉食积滞,腹胀,腹痛或泄泻等症。山楂助脾健胃,促进消化,尤为消油腻肉积之要药。

瓦楞子

性平,味咸。有散结,消痰化瘀的功效。煅过的瓦楞子有制酸止痛作用,常用于胃炎引起的胃痛泛酸证候。

茯苓

性平,味甘。有利水渗湿,健脾和中,宁心安神等功效。用于脾虚不运,水湿内停所致的食少脘闷、泄泻、痰饮等症。脾虚泄泻,常与党参、白术、山药等同用。

肉桂

性大热,味辛、甘。有温肾助阳,散寒止痛的功效。用于脾肾阳虚,脘腹冷痛,食少便溏等症。常与温补脾肾药附子、干姜、白术等同用,治疗胃炎虚寒证的病人。

干姜

性热,味辛。有温中祛寒,回阳通脉的功效。用于脾胃虚寒,脘腹冷痛,呕吐,泄泻等症。常与党参、白术等配伍,以加强温中健脾补气之功。

石菖蒲

性温,味辛。有芳香开窍,和中化湿的功效。用于湿浊阻滞中焦所致的胸脘痞闷,不思饮食或湿阻气滞的脘腹胀痛等症。常与厚朴、苍术、陈皮等同用。

吴茱萸

性大热,味辛、苦。有疏肝理气,温中止痛,降逆止呕的功效。用于肝胃虚寒,浊阻气逆所致的头痛或胃痛,而见呕吐涎沫、口淡、舌质淡等症。常与党参、生姜等同用。

厚朴

性温,味苦、辛。有行气燥湿,降逆平喘的功效。用于湿困脾胃,食积气滞所致的脘腹胀满疼痛、呕恶泻痢等症。如属湿阻气滞,常与苍术、陈皮等同用。

(10)胃炎春季粥谱

米仁大枣粥

薏苡仁 20 克,大枣 10 枚,粳米 50 克,白糖少许。将薏苡仁、大枣、粳米洗净,加水煮粥,待熟时加入白糖稍炖即成。此粥具有补脾胃,利湿热,养心气的功能,并有抗癌变的作用,对浅表性胃炎、慢性肝炎兼有湿热者尤为适宜。

山药粥

鲜山药 100 克(或干品山药 60 克),粳米 50 克。将山药洗净,切片备用;粳米淘洗干净入锅煮粥,待沸 5 分钟加入山药,煮至米烂粥稠,离火。此粥有健脾补胃,滋补肺肾,益精固肠的功效。适用于脾虚腹泻,慢性久痢,食少倦怠,肾虚遗精,女子带下,小便频数及老年性糖尿病。

莲子粥

莲子 50 克,糯米 50 克,红糖 1 匙,粳米 50 克,蜂蜜 1 匙。将莲子、粳米、糯米分别洗净,生莲子煮至熟,再将粳、糯米加入同煮成粥。糯米偏热,与莲肉相配,可补中燥湿、健脾暖胃、止泻敛汗、安神固精,适用于脾胃虚寒者。粳米偏凉,与莲肉相配,可平补心脾、滋养肠胃、安神收汗,适用于脾胃偏热者。

莲藕粥

老藕 50 克,粳米 100 克,白糖 60 克。将藕洗净,切薄片,同粳米共煮成粥,调入白糖即成。此粥健脾开胃,止泻止渴。适用于食欲不佳,大便溏薄及糖尿病患者。

扁豆莲心粥

白扁豆 30 克,山药 15 克,莲子 10 克,粳米 60 克。共煮粥服食,时时服食有补脾、固肾、止泄,养心健胃的疗效。

山药内金山楂粥

干山药 30 克,鸡内金 9 克,山楂 10 克,粟米 125 克,白糖 50 克。将山药、鸡内金分别研为细末,合匀;山楂洗净,切薄片,与山药末、鸡内金末和粟米共入锅内,加入适量水煮粥,调入白糖即成。此粥健脾益胃,消谷化食。适用于脾虚所致的腹泻,消化不良等症,小儿食之尤佳。

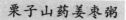

栗子山药姜枣粥

栗子 40 克,大枣 8 枚,山药 60 克,生姜 3 片,粳米 60 克,红糖少许。栗子去皮,切粒;山药洗净,切片。2 味同大枣、粳米、生姜共入锅中,加水煮烂成粥,调入红糖即成。此粥健脾和中,养胃止泻。适用于脾胃虚弱,食欲缺乏,食少久泻,小儿疳积等症。

扁豆藿香荷叶汤

白扁豆 15 克,藿香 10 克,荷叶 10 克,白糖少许。将白扁豆、藿香、荷叶同煎,水煎 2 次,去渣留汁,加入白糖即炖即成。此汤消暑化湿、助胃消食,对暑湿困脾、脾虚纳呆、食欲缺乏者食之有效。

猪肚淮山药粥

猪肚 150 克,山药 50 克,大米 200 克。将猪肚洗净,切薄片,待用。大米、山药共煮粥,加少许生姜和食盐,待粥开后,放入猪肚,煮至猪肚熟、米烂后可食用。此粥益气健脾补中。治疗脾胃气虚所致的泄泻,消瘦,乏力等症。

蔗浆白米粥

新鲜甘蔗 500 克,白米 60 克。将甘蔗去皮,切段,榨汁备用。用白米煮粥,煮熟后倒入甘蔗汁再煮沸一次即可食用。此粥健脾益气生津。

百合莲子粥

干百合、莲子、冰糖各 30 克,白米 100 克。将莲子洗净,置于水中泡发;干百合、白米分别洗净后,与莲子一同放于锅中,加水数量适宜,先用旺火煮开,再用文火熬煮,待快熟时加冰糖,稍煮即成。此粥健脾益气,养心除烦。

百合花薯蓣粥

百合花 10 克,薯蓣 30 克,白米 30 克,冰糖适量。将薯蓣清洗整洁,切削皮面,切成薄片。白米淘洗整洁后与薯蓣一同入锅,加水煮粥,粥快熟时加洗净的百合花,当粥煮至两次开沸后,放入冰糖,冷却后即可食用。此粥健脾开胃,止泻止渴。

3. 饮茶调治法

从季节上来讲,春季宜喝绿茶,由于绿茶是不发酵茶,具有清汤绿叶,香高味醇,有天然的色、香、味;维生素 C 和茶多酚含量较高。具有清热、消暑、解毒、安神、明目、生津止渴等功效。绿茶属于凉性茶,可以清热下火排毒,适合燥热上火的时候喝,还能减弱电脑辐射,抗衰老。

春季饮茶需要注意的是:忌空腹饮茶,茶入肺腑会冷脾胃;忌饮烫茶,最好 56℃ 以下;忌饮冷茶,冷茶寒滞聚痰;忌冲泡过久,防止氧化、受细菌污染;忌冲泡次数多,茶中有害微量元素会在最后泡出;忌饭前饮,茶水会冲淡胃酸;忌饭后马上饮茶,茶中的鞣酸会影响消化;忌用茶水服药,茶中鞣酸会影响药效;忌饮隔夜茶,茶水时间久会变质;忌酒后饮茶,酒后饮茶伤肾;忌饮浓茶。建议在上午 9:30~10:00 和下午 4:00 左右饮用。从养生和保健的角度讲,喝茶不宜的时间段为:空腹(伤及脾胃),餐前30分钟(冲淡胃液),餐后1小时(影响消化),以及入睡前(茶碱刺激神经,引起失眠)。

饮茶不但是祖国传统饮食文化,同时由于茶中含有多种抗氧化物质与抗氧化营养素,对于消除自由基有一定的效果。因此,喝茶也有助于延缓衰老,延年益寿,具有养生保健功能。每天喝两三杯茶可起到防老的作用。茶叶中含有多种维生素和氨基酸,对于清油解腻,增强神经兴奋及消食利尿也具有一定的作用。

4. 情志调治法

精神因素与胃肠道有着十分密切的关系。人在心情愉快时,可使神经系统正常地活动,正确有序地指挥、支配胃肠道的分泌和运动,十分有利于食物的正常消化和吸收,对胃肠系统起着保护和促进作用,并有助于慢性胃肠道疾病的康复。相反,如果长期精神紧张、情绪低落,被忧愁、悲哀、焦虑、气愤等不良情绪左右,再加上自身心理承受力又不强,很容易造成自主神经系统功能紊乱,从而导致胃肠道黏膜缺血,运动和分泌失常,发生形形色色的胃肠道疾病。因此,慢性胃肠道疾病患者必须保持心情舒畅。

压力与胃病关系巨大,压力大的上班族在下班后要为自己减减压,培养自己的兴趣爱好,做做运动,缓解不良情绪。特别是春季养胃重在养肝,要保持肝气疏泄正常,需注意保持心情平和,不要恼怒与郁闷,以免"怒则伤肝",影响肝气疏泄,伤及脾胃,造成脾胃功能的紊乱、减弱。中医学认为,春季对应的五脏为肝脏,肝脏五行属性为木,木性升发,喜条达恶抑郁,情志不畅则肝气不疏,肝郁及脾(胃),则脾胃升降失常,运化功能失司,则见腹胀、痞满、胃痛等不适。因此,保持愉悦、欢快的情绪对于胃炎患者在春季的调养起着重要的作用。

5. 运动调治法

"一年之计在于春",春天是体质投资的季节,要在户外多作运动,让身体最大限度地吸取自然界的活力,使气血流畅,精神愉快,散步就是一种适合中、老年慢性胃炎患者的运动疗法。春季外出散步时,机体的整个内脏器官都处于微微的颤动状态,加之配合有节奏的呼吸,可使腹部肌肉有节奏的前后收缩,横膈肌上下运动,对胃肠来说,可起到有益的按摩作用,可以刺激消化液的分泌,促进胃肠蠕动,从而提高胃肠消化功能的效果。患者可结合自己的体力,决定散步路程的长短。胃病患者可以参加太极拳、步行、慢跑、骑自行车等运动。刚开始锻炼时,运动强度宜小。建议采用速度缓慢、全身放松的步行,每天步行 2 000 米左右,时间每次 20～30 分钟,对改善胃肠功能,消除腹胀、嗳气,促进胃溃疡愈合有一定作用。随着病情好转,可适当加大运动量。只要坚持,必有效果。

(1)日常养胃动动脚趾:从经络看,足阳明胃经经过脚的第二趾和第三趾之间,主管脾胃的内庭穴也在脚趾的部位。一般来说,胃肠功能强的人,站立时脚趾抓地也很牢固。因此,胃肠功能较弱的人不妨经常锻炼脚趾。具体方法如下。

脚趾抓地:站立或坐姿,赤足,将双脚放平,紧贴地面,与肩同宽,脚趾可练习抓地、放松相结合的方式,对经络形成松紧交替刺激。

脚趾取物:可以每天抽一点儿时间,练习用二趾和三趾夹东西,或在坐、卧时有意识地活动脚趾,持之以恒,胃肠功能就会逐渐增强。

扳脚趾:反复将脚趾往上扳或往下扳,同时配合按摩第二、三脚趾趾缝间。

按摩脚趾:消化不良及有口臭、便秘者,宜顺着脚趾的方向按摩,以达到泻胃火的目的;对脾胃虚弱、腹泻者,可逆着脚趾的方向按摩。

在动脚趾的同时,还可以顺手将小腿从上到下依次按摩一次,效果会更明显。因为,小腿上集中了不少消化系统的穴位,像主管脾经、肝经的足三阴在小腿内侧,主管胃经、胆经的足三阳在小腿外侧,能够健脾的足三里穴在膝盖下 3 寸的外侧。按摩足底的反射区和足背的穴位(图 8A、B),都可起到健脾养胃的作用。需要注意:做时力度以按后觉得舒服即可,但不要在过饱和过饥时按摩。儿童脾胃的穴位和成人不同,不要选择这种方法健脾养胃。

(2)腹部、腿部按摩治疗胃炎:两手相叠于上腹部,以胸骨柄剑突下为中心,做顺时针、逆时针方向揉摩各 30～50 次;然后同法在神阙穴(即肚脐)周围揉摩各 30～50 次。此外,揉摩两腿足三里穴(左膝盖骨外侧下 3 寸,胫骨外侧上凹陷处)50～100次,每天早晚 2 次。坚持按摩,胃肠会有反应,或打嗝,或肠鸣,或肛门排气等,这些都是正常的良好的生理反应,是对胃肠刺激调治的结果。

(3)“八常”法治疗胃炎:“万物以动而存”是值得人们深入领会的宇宙观,为了更好地保持胃肠健康,需要配合相应的保健运动。古今实践表明,常叩齿、常咽津、常揉腹、常提肛等八常方法对胃肠和身体健康确有益处。

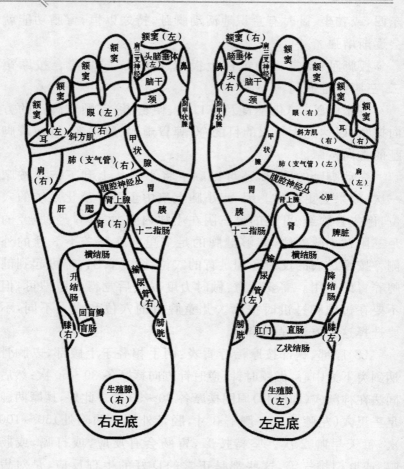

图8 人体足底反射区(A)

①常叩齿。意念集中于丹田(小腹中央),上下牙齿相互叩击,强度能使上下颌有所震动,连续叩 36 次或 72 次。叩完后,将口腔中的唾液慢慢咽下,并在意念上咽入丹田,每日早晚各 1 次,坐、卧、行均可进行。作用:强颌固齿,健脾益肾。可防治消化不良,牙齿松动、脱齿和各种牙病,延年益寿。

74

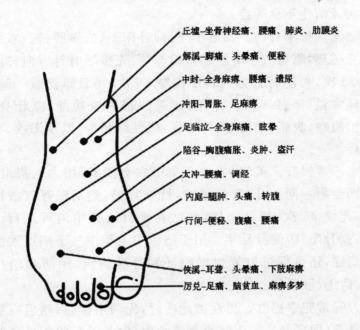

丘墟—坐骨神经痛、腰痛、肺炎、肋膜炎

解溪—脚痛、头晕痛、便秘

中封—全身麻痹、腰痛、遗尿

冲阳—胃胀、足麻痹

足临泣—全身麻痹、眩晕

陷谷—胸腹痛胀、炎肿、盗汗

太冲—腰痛、调经

内庭—腿肿、头痛、转腹

行间—便秘、腹痛、腰痛

侠溪—耳聋、头晕痛、下肢麻痹

厉兑—足痛、脑贫血、麻痹多梦

图 8　人体足脊穴位(B)

②常漱津(舌动功)。先用水漱口,然后口唇微闭,用两腮和舌头沿牙龈内侧做漱口运动,内外各 36 次。搅动时产生的唾液暂不咽下,接着鼓漱津液 36 次,然后将唾液分 3 口咽下(咽下时有声)。咽唾液时用意念将唾液引导,慢慢下行到丹田,每日早晚各 1 次。作用:增津补肾、调整胃肠,帮助消化;还可治疗口苦、咽干、舌涩、咽痛等,甚则强身健体。

③常揉腹。平卧床上,松解腰带,双手掌相搓生热后,重叠置于腹部,从脐部开始,自左向右转圈按摩,由小到大,直至把整个腹部按摩一遍,再从外周由右向左转圈,按摩最后回到脐部,即可结束。每次揉 3～5 分钟,每日 1 次。此法具有促进胃肠血液循环,增强胃肠功能的作用。可治疗腹痛、腹胀、

便秘及消化不良等症。

④常按摩丹田。先解小便,仰卧床上,松解腰带。双手掌相互搓热,重叠放在下腹部丹田部位,先按顺时针方向转圈按摩36次,再逆时针方向转圈按摩36次,每日睡前做一遍,并且经常做,坚持不懈。作用:增强腹部内脏功能,强壮身体。可治腹痛、腹胀、便秘、消化不良,慢性结肠炎,以及阳痿、早泄等症。

⑤常提肛。吸气时,意念集中在会阴部,用力上提肛门,连同会阴一同上升,肛门紧缩,持续片刻,然后随呼气放松肛门,连续36次,每日2次,此法在坐、卧、行中均可进行。作用:提升阳气,健身延年。用于防治中老年中气下陷所致的胃肠病症,还可促进肛周血液循环和静脉回流,预防和治疗脱肛、痔疮、肛裂等。

⑥常兜睾提肛。男性做此功时,先两手搓热,然后一手兜着肾囊(即睾丸),一手掌直靠着小腹(耻骨毛际将近处),两手在吸气时,齐用力向上擦睾,这时意念集中在会阴部,同时用力上提肛门,即兜睾和提肛同步,连做81次,休息片就再换手擦睾81次。作用:健脾益肾,升阳固精。可用于防治中老年中气下陷、肾气不足所致的胃肠道疾病、脱肛、痔疮、肛裂、遗精、早泄、阳痿等。

⑦常做腹部气功(腹式呼吸气功法)。每晚睡前或午睡前,先解小便,不进食过饱,仰卧,解松腰带,全身肌肉放松,神志安详自得,两眼轻闭,面颜隐笑,意守丹田。用腹肌慢慢地比平常更大幅度吸气,再慢慢呼气,吸气时腹肌缓缓用力,呼气时腹肌自然回落,直至不知不觉睡着。作用:此法起源于老子囊裔气功,即道家所云"呼吸吐纳法",膈肌和腹肌的规律运

动,对腹部内脏进行按摩,既锻炼腹部肌肉,又促进腹部脏器气血循环,同时也大大增加人体的氧气交换,用于防治腹部胀气,消化不良,便秘,以及神经衰弱失眠等症。

⑧常做腹肌和全身运动。包括全身的保健运动、太极拳或有利于增强腹部肌肉张力、防止内脏下垂的运动,对胃肠保健都是很有必要的。可根据个人的健康需求和所能承受的运动种类进行合理安排,如进行"仰卧起坐"运动,以防治内脏下垂等。

6. 中医特色疗法

(1)针灸疗法

主穴:中脘、梁门、足三里。

配穴:肝气犯胃加期门、阳陵泉、蠡沟、太冲;脾胃虚寒加脾俞、胃俞;食滞加建里、阴陵泉;寒邪犯胃取穴同脾胃虚寒。针法平补平泻,留针20分钟。脾胃虚寒和寒邪犯胃型,中脘穴可用灸法:将针刺入中脘穴得气后并给予留针时,将纯净细软的艾绒捏在针尾上或用艾条一段长约3厘米,插在针柄上,点燃施灸。待艾绒或艾条烧完后除去灰烬,将针拔出。

保健灸法:选中脘、梁门、足三里、脾俞、胃俞穴。

艾条温和灸:将艾条一端燃着,悬于施灸穴位上熏烤,使穴位有温热舒适感觉,灸至皮肤稍有红晕即可。每次选3~4个穴位,每穴灸10~20分钟,每日1次。5~10次为1个疗程,每个疗程间隔3~5天。

隔姜灸:适用于寒邪犯胃型。将鲜生姜切成厚约0.3厘米的片,用针于中间扎孔数个,置于施灸穴位上,以枣核大小的艾炷点燃施灸,至局部皮肤潮热湿润为度。每次选用2~4个穴位,每穴灸 5～7 壮,每日 1～2 次,5～10 次为 1 个疗程。

隔食盐灸:适用于脾胃虚寒型。将纯净干燥的食盐适量研细,纳入脐中,填平脐孔,上置中艾炷施灸。若患者稍感灼痛,即更换艾炷。如病人脐部凸出,可用湿面条围脐如井口,再填食盐于其中施灸,每次灸 1～5 壮,脐部有较明显的温热感向腹中扩散为宜。

复方吴茱萸敷灸:将适量吴茱萸研为细末,用陈醋调为糊状,敷于穴位,用油纸(或塑料纸)覆盖,每次敷灸 3～6 小时,每日 1 次。

健脾膏敷灸:白术 120 克,茯苓、白芍、神曲、麦芽、香附、当归、枳壳、半夏各 60 克,陈皮、黄连、吴茱萸、山楂、白豆蔻各 10 克,益智仁、黄芪、山药、甘草各 20 克,党参、广木香各 15 克。共研细末,混匀,贮瓶备用。敷灸时取药末适量,用生姜汁调和成膏状,分别敷贴于上脘、中脘等穴位,每日敷灸 1 次。

(2)按摩疗法

穴位点揉:用拇指指腹点揉中脘、气海、天枢、足三里穴。以中脘穴为主,每穴点揉 4～5 分钟。

摩中脘、神阙:用手掌面或食、中、无名指附着于中脘和神阙穴,逆时针方向做摩法,以微温热感为度,时间 4～5 分钟。

背部操作:从背部脊柱两旁沿膀胱经顺序自上而下至三焦俞穴,做指揉法,重点揉脾俞、胃俞、三焦俞、肝俞、胆俞等穴,时间 4～5 分钟。

若属寒邪犯胃者,用指揉脾俞、胃俞、胃仓三穴,每穴 1 分钟;用掌根沿膀胱经自上而下做擦法。若食滞者,用拇指重揉脾俞、胃俞、足三里和上巨虚穴,每穴 1 分钟;顺时针方向摩腹,重点为中脘和天枢穴。肝气犯胃者,按揉两侧章门、期门和太冲穴,每穴 1 分钟;并擦两肋 20 次。脾胃虚寒者,按揉气海、足三里穴,每穴 2 分钟;掌根直擦背部督脉,横擦腰部肾俞、命门穴,以透热为度,时间 3 分钟。

(3)拔罐疗法:选用上腹部中脘穴处和背部脾俞、胃俞穴位拔火罐,留罐 10～15 分钟。适用于脾胃虚寒和寒邪犯胃型胃炎。

(4)敷贴疗法

方一:大蒜适量捣烂,贴足心。

方二:白矾 3 克,黄丹 2.4 克,胡椒 0.6 克,芒硝 0.3 克。上药共研细末,用陈醋调和或摊于手心,紧合脐处,男左女右,盖暖出汗自愈,用于寒证引起胃脘痛。

方三:香附、高良姜各等量。将两味药混合研为细末,过筛后,加入蜂蜜适量调和,软硬适度,制成药饼 2 个,备用。取药饼 2 个,分别贴于患者脐中及中脘穴上,盖以纱布,胶布固定。每天换药 1 次,10 天为 1 个疗程。

方四:荜茇、延胡索、丁香、肉桂各 15 克。诸药混合研为细末,过筛,装入瓶中,密封备用。每次取药末 20～30 克加入黄酒适量,调和成糊状,以药糊敷涂于患者脐窝中央及中脘穴处,盖以纱布,胶布固定。每天换药 1 次,敷至症状解除为止。

第三章 夏季调治

一、夏季为什么易患胃肠疾病

对自然界的气候变化,人体有一定的适应能力。但如果气候变化超出一定的限度,如气温过高、湿度过大等,或气候变化过于急骤强烈,气温在短期内迅速上升、暴风雨出现等,人体无法适应,就会对健康造成损害。另一方面,若人体对湿和热的适应能力下降,即使气候变化基本正常,湿热之气也会变为不利因素。

1. 夏季气候因素对人体健康的影响

(1)暑邪致病:暑为夏天的火热之邪,其导致的疾病称为暑病。暑邪侵犯人体会出现发热、汗出、面红目赤、心烦、脉洪大等热性症状。暑邪升散,使人腠理开而出汗过多,不但会使津液丢失,而且气随汗液外泄,导致气阴两虚,出现口渴喜饮、唇干口燥、尿赤短少、气短懒言、身倦乏力,严重者甚至突然昏倒不省人事。

(2)湿邪致病:湿也是夏季的主要邪气,湿邪在夏季对人体的影响主要表现在以下几个方面:中医学认为湿为阴邪,性质黏腻、秽浊,容易阻遏气机,阻碍体内气的运行。湿邪致病还有"沉重"的特点。湿邪容易损伤人体的阳气,特别是损伤脾胃之阳气,导致脾之气机不畅,饮食运化失常,使人出现脘腹胀满,食欲缺乏,大便稀溏等,甚至发生胃肠炎、痢疾等病。高温高湿使胃肠功能处于抑制状态,胃腺分泌减少,而出汗增多也需要大量饮水来补充体液,使本来就少的胃液变得更加稀释,现代医学称为"逆浓度差",也可以说是湿邪损伤脾胃阳气的一种表现。夏季的湿邪除来自气候环境潮湿外,还可来自饮食,因为人们在夏季有贪吃寒凉饮食的倾向。中医学认为,夏天的寒凉饮食,特别是冰冻的冷饮,会产生寒湿之邪而导致暑湿兼寒的病证。

中医学认为,五脏疾病的发生和变化与季节有一定的联系。夏季脾胃病较多,长夏多湿邪,脾胃较弱,脾胃肠道病变较多,所谓"脾病起于长夏"。消化系统病变多与中医脾病相关,如急慢性肠炎、中毒性痢疾、中毒性消化不良等,以夏秋之交的长夏为多。

2. 急性胃炎

夏季高温,让很多市民对冷饮"爱不释手",给夏天"加块冰"是许多时尚男女的热衷选择,体会一种透心凉的惬意。不过由于食用过量冷饮而"冰"坏胃肠,造成急性胃肠炎的患者骤然增多。

夏季气温骤然增高,机体不能马上适应,抵抗力随之降低,人们为了消暑而喝太多的冰镇饮料或吃太多冷食品,容易造成胃肠黏膜充血、糜烂、水肿等,从而导致急性胃肠炎,其主要症状轻者会出现腹泻、腹痛、呕吐,重者会出现发热、脱水、休克等。如果胃出现痉挛性收缩,就会发生腹痛。

专家提醒,夏季不要过量饮用冷饮,在剧烈运动后也不要喝过多冰镇饮料，同时还要注意饮食卫生，放在冰箱中超过3天的食物或是隔夜的剩饭菜最好不要食用。冰镇过的西瓜经过较长时间冷藏后，瓜瓤表面会形成一层膜，口感发生变化，里面的水分也容易结成冰晶，食用后可能刺激咽喉或引起牙痛。此外，冰镇西瓜还会损伤脾胃，导致消化不良、食欲缺乏等病症。

3. 急性胃肠炎

急性胃肠炎也是夏季常见病之一，俗称"六月泻"。夏季气候炎热、潮湿，细菌繁殖快，许多细菌，如沙门菌、大肠埃希菌等，容易污染饮食，使人得胃肠炎。

胃肠炎除应及时治疗外，饮食调理尤为重要，合理的食谱能促进该病的好转及康复。病人应休息，吃易消化的食物，在发病初期，可暂时禁食，以减轻对胃肠的刺激，使胃肠得到休息。症状缓解后，可进食清淡流质，如淡果汁、茶水、稀藕粉、浓米面汤，并少量多餐。豆浆和牛奶因产气易引起腹胀，故不宜食用。

当排便次数减少后，可吃些含蛋白质多的食物，如乳类制品等，少吃糖类，因糖类易产气。如肠道产气恶臭时，可吃淀粉类食物，如马铃薯、山药、芋头、米、面食等；少吃肉、蛋、鱼及豆类等不易消化的食品；禁忌酒类、咖啡、肥肉、冷菜、汽水及多纤维的蔬菜、水果；多饮水，多喝含有大量维生素C的饮料，如鲜橘汁、茶水、西红柿汁等；烹调食物，应以蒸、炖、烩为宜，忌用炸、爆、煎制菜肴，因为后者不易消化，妨碍急性肠胃炎好转。

其他防治还有：病人可服用藿香正气丸，也可根据所感染的不同细菌,在医生的指导下服用抗生素。亦可用针刺疗法,取中脘、足三里、内关、天枢等穴位,效果显著。如呕吐、腹泻严重,伴脱水者,应给喝淡盐水,必要时应去医院及时补液。

预防急性肠胃炎要注意饮食卫生,饭前便后要洗手,不喝生水,不吃腐败变质和苍蝇、蟑螂叮爬过的食物,对于隔餐的饭菜和从市场买回来的熟食,须重新煮沸再吃。

暑天泄泻验方:白扁豆 30 克,薏苡仁 20 克,绿豆 20 克,粳米 50 克,熬稀粥食用。新鲜苦瓜 50 克,苦瓜根 15 克,水煎当茶喝。

二、夏季胃炎调治

1. 胃炎夏治

慢性胃炎、功能性消化不良、消化性溃疡、慢性结肠炎等病,临床表现主症为"痛、胀、呃",胃脘冷痛,得食痛减,遇冷加重,饮食减少,呃逆,反酸,大便时干时稀等症状,均属于人体阳气虚弱的范畴,所以我们习惯简称为慢性胃病。往往反复发作,病史超过两年,发作有明显的季节性。秋冬季节发作加重,每次发作持续时间长,春夏季节则发作有所减轻。根据传统的中医学基础理论,结合现代医学研究成果,"冬病夏治,中药敷贴"这种特殊的治疗方法对慢性胃病、结肠炎有较好的疗效,并有很好的抗复发作用。

慢性胃炎,病程反复周期长,病久脾肾两虚,脾虚则水谷运化、转输功能失常,气机阻滞;肾虚,特别是肾阳不足,则气化不利,不能纳气,温煦全身及固表祛邪的功能减弱,在秋冬季节容易发作。所以,我们选盛夏伏天之时,取"春夏养阳"之意,健脾温肾,和胃止痛,增强体质,使来年胃肠病少发,或者减轻发作。

中药穴位敷贴疗法,一方面可通过间接作用,即药物对机体特定部位的刺激,调整阴阳平衡,以改善和增强机体的免疫力,从而达到降低发病率和缓解症状的目的。另一方面,即药物的直接作用,当药物敷贴于相应的皮肤穴位之后,通过渗透作用,进入血液循环,达到脏腑经气失调的病所,发挥药物的"归经"作用。

(1)慢性胃痛常用穴位有中脘、内关、足三里。若兼见泛吐清水,喜暖,大便溏薄,神疲乏力,或手足不温,舌淡,苔薄,脉虚弱或迟缓,为脾胃虚寒,配脾俞、胃俞、关元等穴;若兼见胃脘灼热隐痛,似饥而不欲食,咽干口燥,大便干结,舌红少津,脉弦细或细数,为胃阴不足,配三阴交、内庭等穴。

(2)慢性腹痛常用穴位有中脘、天枢、足三里、三阴交、太冲。脾阳不振者,配脾俞、章门穴。

2. 夏天肠胃虚不可盲目降火

夏天温度比较高,人体会出现很多的不适,但是夏天肠胃虚,不可盲目降火,这是需要大家多加留意的。夏天的气温高,空气干燥,大家都想吃一些东西解解渴、降降温,这是很自然的。但是夏天的肠胃比较虚,是不能盲目地降火的。

很多人在夏天都想要去解渴祛暑,喝一些绿豆粥、凉茶之类的食物,感觉是非常爽口的,这是众所周知的夏季养生方法。但是很多的夏季祛火的方法却并不是都奏效的,有时还会弄得满口生疮,口腔溃疡。

　　有的人属于寒凉体质,脾胃本来就虚弱,不适合吃寒凉的东西,服用凉绿豆汤降火适得其反。长期以来,饮凉茶、食绿豆粥等养生方法已经成为部分人的一种养生文化,但不是所有人的体质都适合这样的养生方法,千篇一律采用就会走进养生的误区。

　　绿豆不但是食品,还是一味中药。中医学认为,绿豆性凉、味甘,有清热解毒,消暑除烦,止渴健胃的功效。从食疗的角度来说,食物的温热、寒凉等天然属性要与摄食者的体质状况保持一致,才能起到保健作用。绿豆粥虽具有消暑益气、润喉止渴的功效,但并不是所有的人都适合的。

　　食凉泻火的方法会影响人体新陈代谢,造成胃肠功能混乱。比如一吃油条就上火的人,表示这个人体内的热毒无法排泄出去,喝凉的就不合适,可能伤了胃肠,热毒还是没有排出去。建议,排热毒还是要看医生,遵医嘱吃药。

　　注意事项:夏季人的肠胃普遍是比较虚的,因此吃那些解暑东西的时候一定要注意,并不是所有的人都适合去吃的,可以多咨询一下医生,看看中医,看自己是否适合去吃一些凉东西,这才是最关键的。

3. 夏季胃炎当心传染家人

　　(1)防止传染:也许很多人不知道,胃病也有传染性。它的传染性主要是在家族成员中传染。原因是一种叫幽门螺杆菌的细菌所致。炎热的夏季,人们休息不好,抵抗力下降,食物易腐败,很容易滋生病菌,包括幽门螺杆菌侵袭人们的胃,导致夏季慢性浅表性胃炎高发。

　　食物在室温环境下放2～3小时就开始滋生细菌,虽然我们品尝不出来。因此,夏季吃东西,如果是凉拌类菜肴,随吃随做。如果凉拌菜里有肉类,也要确保新鲜或者热透,最好不要吃街边的凉菜。

幽门螺杆菌的特点是寄生在胃黏膜深层,不易被胃酸杀灭,在病人胃内不断地繁殖生存,其毒素破坏胃黏膜。近年来的研究发现:慢性胃炎,包括慢性浅表性胃炎、慢性萎缩性胃炎,消化性溃疡的最常见病因是幽门螺杆菌感染。也是消化系统胃病顽固不愈和反复发作的重要因素,因此在治疗慢性胃炎、消化性溃疡时必须杀灭幽门螺杆菌。

(2)幽门螺杆菌的预防

①切断传染源,实行分餐制,餐具要定时煮沸消毒20分钟。

②幽门螺杆菌感染有家庭聚集现象,发现家族有人患幽门螺杆菌感染应及时治疗。

③勤换牙刷。经过大量的研究发现,不洁的口腔内和污染了的牙刷上,暗藏着大量的幽门螺杆菌,牙缝及牙刷深部所遗留的食物残渣,为这些病菌提供了良好的滋生条件。幽门螺杆菌随唾液和饮食进入胃内,是导致胃溃疡、胃炎复发的根本原因。美国俄克拉荷马大学牙科学院的汤姆格拉斯教授对100名慢性胃病的志愿者做了试验,让受试者每周更换1把新牙刷,历经半年之久,无1例胃病复发,效果显著。

4. 胃炎夏季精神调理

清心少欲,心神内守;开阔胸襟,博爱善施;喜乐适度,节怒少思;琴棋书画,怡情养性,调神健身。

据研究,胃病的发作50%与精神紧张有关,夏日天气易使人焦虑不安、烦躁恼怒,再加上晚上休息不好,精神紧张,胃黏膜抵抗力下降,容易出现食欲缺乏、腹胀疼痛、腹泻或便秘交替等症状;还会导致消化性溃疡、慢性胃炎加重或复发。因此,要调控好自己的心态,清晨和傍晚要到户外进行适度运动。

长期超负荷的脑力劳动不但会使机体的抵抗力下降,而且会使胃黏膜的防御作用削弱,容易引起胃部供血不足,使分泌功能失调,损伤胃黏膜。

常常会有人问:"为什么我一生气,胃就疼痛?"这是典型的胃神经功能紊乱。胃神经功能紊乱,是一种与精神波动有关的疾病,当人一着急、怄气、精神紧张时,胃部就会疼痛如刀割。吃一点儿东西症状减轻,吃多了疼痛又加重。从临床上看,胃神经功能紊乱已在胃病中占了近 1/3,发病率大幅上升。这与生活节奏加快、压力增大有关,而在炎热的夏季,此病更易发作。胃神经功能紊乱在从未有过胃病的健康人身上也会出现,性情内向不开朗,或者个性比较强的人,容易受到情绪影响,发病的概率更大。预防的最佳办法是:保持心平气和,勿大喜大悲。

5. 胃炎夏季起居调理

(1)衣着宽松柔软:白色、淡绿、淡黄、湖蓝、瓦灰、银灰色可减少紫外线的吸收;质地上以吸汗透气的真丝、丝绸、纯棉、麻类等织物为佳。

(2)晚睡早起:晚上 11 时前睡,早上 6～7 时起来。适当午睡 30 分钟至 1 小时。午睡或夜卧都不可贪凉(露天、走廊及窗前)。胃是一个对外界气候和温度很敏感的器官,人体受到冷空气刺激后,胃部容易发生痉挛性收缩,从而引发胃痛、消化不良、呕吐、腹泻等症状。

(3)电扇空调:电扇不对人直吹,不开着电扇睡觉。空调温度最好保持在 26℃～28℃ 为好,以不热为度,并且不要长时间待在空调房中,睡熟以后腹部要盖以薄被或毯子,并避免空调出风口直接对着身体。空调病表现为出汗不利、头痛、不思饮食、乏力、易感冒,空调病的原因是开空调时间太长,以致憋汗,所以夏天不能憋汗,室内外温差不能大于 10℃。

(4)盛夏不宜光着上身睡觉:气温升高到 28℃～30℃ 时,人体皮肤水分蒸发会加快,并随着气温的升高而增加。当气温高于皮肤温度时,人就会从外界环境中吸收热能,如果此时光着膀子,皮肤吸收的热能会更多,而皮肤排出的汗水也会迅速流失掉,起不到通过汗液蒸发散热的作用。

夏日里睡觉最好穿上睡衣,这样既可以很好地吸汗,同时还可以防止受凉。虽然是夏天,肚子受了凉也会引起腹泻。因为虽然皮肤上的温度不断变化以保持身体的恒温,但人体的腹部和胸部的皮肤温度几乎固定不变,所以即使是热得难以入睡的晚上,也常有不少人因受凉发生腹痛、腹泻。

在如何选择睡衣上,建议夏季睡衣要选择轻薄柔软、全棉质的,以利于吸收皮肤上的汗液,减少对皮肤的刺激。颜色要选淡雅、轻浅的,有利于安目宁神,款式不能过小,因为紧束胸、腹、背部等部位睡觉时,容易做噩梦。

(5)在室外乘凉不可太晚,以免受风、寒、湿邪侵袭,诱发慢性胃炎。

(6)厨房卫生:夏季天气炎热,由于细菌等微生物容易滋生,是食物中毒的高发季节,因此大家要格外注意以下几个方面的厨房卫生：

①防真菌污染。室温 25℃～35℃，相对湿度在 70% 左右是真菌(霉菌)生长繁殖的最佳条件,因此夏天要特别注意防止真菌污染。真菌会产生对人体危害很大的毒素,如食用了黄曲霉毒素污染的食品会诱发肝癌,有的真菌还会引起真菌性肺炎、哮喘等疾病。夏天厨房里贮存的食物、蔬菜及用具等,由于放置时间长或受潮,上面会长出绿色、黄色、黑色霉斑,并散发出难闻的气味,这就是真菌污染的原因。为防止真菌污染,应注意时刻保持厨房通风、干燥,同时要注意缩短粮食、蔬菜的贮存时间,切忌为怕"浪费"而盲目食用。

②冰箱不是"保险柜"。许多人存在一个认识误区,觉得食物放进冰箱就万事大吉了,不会变质。其实受过细菌污染的食品放入冰箱后,低温并不能把细菌冻死,只是抑制其繁殖,细菌仍然活着,取出后在室温下很快会生长繁殖。科学的贮存方法是,生熟食品在冰箱里要分架存放,熟食放在上层,生食放在下层。蔬菜等生食要洗净或装入塑料袋后放进冰箱,防止交叉污染。除了罐头食品外,一般食品存放时间不应超过一周,冰箱内保存熟食品最好用带盖的盒放,或扣上个盘子或碗;水果最好完整保存,如剩下最好置于容器内保存或加保鲜膜。另外,冰箱要经常清洗,每隔 1～2 个月使用肥皂水擦洗,最后用流动水冲干净。

③注意餐、炊具清洁。夏季厨房里的餐具、炊具很容易受到蟑螂、苍蝇等害虫的侵袭。家人如使用了这些被污染的器皿,易染上各种病菌。因此,厨房里的餐具、炊具应使用密封完好的碗橱存放,每次用前要再次清洗,如有条件,最好使用消毒柜。另外,塑料耐热性能差、易老化,最好不要使用塑料

器皿装食油、酱油、醋、酒等,避免酸败变质。

（7）注意身体卫生:勤换衣服,勤洗澡。

（8）胃病患者夏季感冒慎用感冒药:感冒药分中药和西药两种,对于病毒感染引起的感冒,西医无特效药物,主要是对症处理,而对症处理的药物又多是解热镇痛药。

解热镇痛药的成分可直接损害胃黏膜,破坏胃黏膜屏障,引起急性胃炎或溃疡出血。当胃黏膜有炎症、溃疡时,很容易使病情加重。一般来说,在胃溃疡、胃炎活动期间应禁服解热镇痛药;非活动期尽量少服解热镇痛药。如果经常大量口服这类药物,或感冒后又必须服这类药时,应在饭后服,并可先服胃黏膜保护药,这样可以减少对胃黏膜的损害。

应用中医中药治疗感冒,根据感冒的症状来区分寒热虚实,采用辨证施治可获得满意效果,尤其是病毒引起的感冒用中医中药效果好。目前生产的中成药如莲花清瘟胶囊、感冒颗粒等,经多年临床应用,对胃无明显的损害作用,效果也好,故患感冒的朋友不妨试用中药治疗。

6. 胃炎夏季饮食调理

（1）饮食原则:苦补清补,温软清淡,新鲜卫生,守时定量,细嚼慢咽,晚餐少量,戒烟少酒。

（2）胃病患者的常见饮食误区

①少食多餐。很多人会嘱咐胃溃疡患者一定要"少食多餐"。然而,新的研究表明,食物进入胃内对胃黏膜就是一种刺激,不但会促使胃肠蠕动加快,而且会使胃酸及胃蛋白酶分泌增加,对溃疡病的愈合无益。当前认为,胃溃疡患者的饮食应注重定时定量,避免饥饿和饱餐,不要过分强调少食多餐,

这样才有利于消化性溃疡的愈合。

②牛奶能治胃病。传统观念认为,牛奶能中和胃酸,对消化性溃疡的康复有帮助。现有研究表明,牛奶能促进胃酸分泌。所以,消化性溃疡特别是十二指肠溃疡患者,以及喝牛奶后即出现腹泻的人,都不宜喝牛奶。

③常喝稀饭。过去主张,胃病患者饮食大多以稀饭为主。实际上,稀饭未经咀嚼就咽下,没有与唾液充分搅拌,得不到唾液中淀粉酶的初步消化,同时稀饭水分较多,进入胃内稀释了胃液,从消化的角度讲是不利的;加之吃稀饭使胃的容量相对增大,而所供热能较少,不仅在一定程度上加重了胃的负担,也会使营养相对不足。所以,除非是消化性溃疡合并消化道出血或巨大溃疡有出血的危险,一般胃病患者不宜也不需天天喝稀饭。干饭只要细嚼慢咽,不仅对胃部无害,反而会促进消化,对健康有利。

④吃汤泡饭。有人认为,将菜汤舀在碗里泡饭,可以使饭菜吞咽得顺畅及易于消化。这种方法也不科学,不利于消化。它的原理与吃稀饭基本一致。

⑤拒食辛辣食物。事实上,低浓度的辣椒会增加胃黏膜的血流量,并会刺激胃黏膜合成和释放前列腺素,能有效阻止有害物质对胃黏膜的损伤,对胃有保护作用;大蒜能杀灭胃内的幽门螺杆菌;适量的生姜可以暖胃,增强胃黏膜的保护作用。恢复期胃病患者可根据自己的喜好适当食用辛辣食物,从而达到治病养胃的效用。但是,急性期的胃病患者应避免这些辛辣食物。

⑥只要吃药,烟酒照旧。很多患者都知道,烟酒不利于胃病的治愈。但是,长期以来养成的习惯难以根除。他们侥幸

地认为,反正服药了,烟酒损害会少一些。事实上,在笔者的从医生涯中,经常会碰到长期服药但疗效不佳的患者,也常常有在服药过程中出现反复消化道出血和幽门梗阻的患者,其中许多是由于烟酒控制不佳所致。其实,烟和酒都是刺激胃酸分泌的物质,即使同时服药,也只能抵消部分损伤,因为烟和酒会影响药物的治疗作用。治疗这些胃病如消化性溃疡、反流性食管炎、幽门螺杆菌感染和上消化道出血,要求胃内的pH 值是不同的,如达不到要求则不能获得最佳的治疗效果。

胃病治疗是一个长期的过程,包括急性期治疗和维持治疗,各期对饮食的要求是不同的,不能以一种模式涵盖整个过程,否则会影响营养状态和生活质量。

(3)饮食调养小问答

①胃病患者能否空腹喝酸奶。很多人都听说饭前不能喝酸奶,理由有 3 个:一是空腹喝酸奶,蛋白质会被浪费;二是乳酸菌在胃酸很强的条件下死亡,妨碍其保健效果的发挥;三是酸奶中的乳酸对胃有刺激作用。其实,除了特别饿的时候,酸奶可以在任何时候饮用。餐前喝酸奶能在一定程度上抑制饥饿感,还可以为人体补充营养。

普通甜味酸奶当中含有 7% 的蔗糖和 3% 左右的乳糖,蛋白质含量仅 2.5% 而已。因此,空腹喝酸奶,蛋白质并不会被浪费。除了饥饿感很强的时候,饭前的胃中并不一定是完全排空的,胃酸含量也不一定很高。所以,乳酸菌未必被全部杀死。我国生产的酸奶酸度低,糖分比较多,加上其中蛋白质和胶质的保护作用,并不会对健康人的胃造成很大的刺激。因此,对于胃肠功能正常的人来说,饭前喝酸奶并无妨碍。

但也有一些人不能空腹喝酸奶,如胃酸过多、胃溃疡患

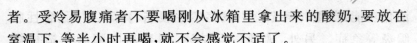

者。受冷易腹痛者不要喝刚从冰箱里拿出来的酸奶,要放在室温下,等半小时再喝,就不会感觉不适了。

慢性萎缩性胃炎患者可以放心喝酸奶。因为,慢性萎缩性胃炎患者大多胃酸和胃蛋白酶分泌量不足,并且有胃蛋白酶活性降低现象,患者呈现低胃酸状态,并可因此而影响食欲或引起饱胀、消化不良。患者喝酸奶有助于提高胃酸和胃蛋白酶的分泌量并增强胃蛋白酶活性,还可增强胃肠道的免疫防御功能,对改善病情及缓解症状有益。

酸奶除保留了鲜牛奶的全部营养成分外,在发酵过程中乳酸菌还可产生人体营养所必需的多种维生素,如维生素 B_1、维生素 B_2、维生素 B_6、维生素 B_{12} 等。鲜奶中钙含量丰富,经发酵后,钙等矿物质都不发生变化,但发酵后产生的乳酸,可有效地提高钙、磷在人体中的利用率,所以酸奶中的钙、磷更容易被人体吸收。

一般来说,酸奶每天喝一两杯,每杯在 125 克左右比较合适。最好在饭后 1 小时左右喝,这时肠胃中的环境最适合酪氨酸生长,让它发挥更多的健康功效。喝时要记住,酸奶中的某些菌种及酸性物质对牙齿有一定的损害,喝完后应及时用白开水漱口或刷牙,以利于牙齿保健。

②夏季吃冷饮五忌

●忌食用过多冷饮。冷饮过多,会冲淡胃液,影响消化,并刺激肠道,使蠕动亢进,缩短食物在小肠内停留的时间,影响人体对食物中营养成分的吸收。特别是患有急慢性胃肠道疾病者,更应少吃或不吃。

夏季痛饮冰镇啤酒亦是一种时尚,殊不知会使胃肠道的温度急速下降,血流量减少,从而造成生理功能失调,并影响消化功能,严重时甚至会引发痉挛性腹痛、胃痛、腹泻、急性胰腺炎等急症。另外,啤酒一旦结冰,很容易因膨胀而造成爆炸。夏季解暑最好是适量饮用室温的绿豆汤以及吃西瓜等。

●胃病患者忌大量饮室温啤酒。啤酒能抑制或减少胃黏膜合成前列腺素 E,而前列腺素 E 是一种由胃黏膜合成的、能抑制胃酸分泌、保护胃黏膜的物质,前列腺素 E 缺乏时,会发生胃黏膜损害。尽管啤酒含酒精量很少,因其能抑制或减少前列腺素 E,故对胃黏膜仍有破坏作用,故国内外许多临床医师发现:大量饮啤酒可以引起慢性胃炎和溃疡,已患病的病人饮啤酒后又可使病情反复或加重,奉劝病人少饮或不饮啤酒。另外,慢性胃炎病人大量饮用啤酒后,病人比较普遍地感到上腹胀满,烧灼感加重,嗳气频繁,食欲减退。萎缩性胃炎患者大量饮啤酒后,症状尤为显著。胃镜下可见胃黏膜充血增多。所以,患有慢性胃炎的人不宜饮用啤酒,更不能大量饮用啤酒。

●忌常喝饮料。夏季,不少家庭冰箱摆满了各种饮料,口渴了,往往想到的不是喝杯水,而是直接打开冰箱门拿饮料猛灌一通。或许有人要说了:"饮料里都是水,喝水也是喝,喝饮料也是喝,饮料口感还好,爱喝饮料有什么不好呢?"

在此需提醒大家的是,碳酸饮料是一种被充入二氧化碳气体的软饮料,也就是我们生活中常说的汽水。通过对 15 315 名美国人进行的相关调查,专家发现,过多饮用碳酸饮料会导致睡眠时出现胃痛。因为碳酸饮料中含有较多的酸性物质,可导致胃中酸度增加,进而产生不良的刺激作用,甚至会损害胃黏膜;所释放出的二氧化碳很容易引起腹胀,影响食欲,可能造成肠胃功能紊乱。大量的二氧化碳对人体内的有益菌也会产生抑制作用,破坏消化功能。

●忌饮料＋酒精。美国《健康》杂志撰文提醒,碳酸饮料加酒精不仅会导致人在不知不觉中摄入过多酒精,可乐等饮料中的二氧化碳还会增强酒精对胃的伤害。

在各种宴会上,特别是家庭聚餐上,红酒＋雪碧、威士忌＋冰红茶、伏特加＋红牛、啤酒＋可乐、白酒＋红牛等各种“掺和风”早已成为习惯。一项简单调查发现,大多数人都有过将饮料兑酒喝的经历。

酒精在碳酸的作用下,很容易通过血脑屏障进入脑内造成伤害。碳酸饮料会在胃里释放二氧化碳气体,这些气体让酒精很快进入小肠,而小肠吸收酒精的速度比胃要快得多,从而加大伤害。如果此时再将功能性饮料兑着白酒喝,就更容易造成心脏负担过重。因为功能性饮料的主要成分是咖啡因、电解质、食盐、氨基酸、维生素、牛磺酸等。这些成分之所以能帮助人们在剧烈运动后“恢复体力”,是因为其中的电解质、维生素和咖啡因等确实可以帮助补充身体必需的营养成分,刺激心脏加快跳动,增大血液输出量。此外,兑了饮料的酒口感较好,人们不由自主会增加酒精摄入量,从而导致酒精摄入过量而造成伤害。

●忌在剧烈运动后吃大量冷饮。人在剧烈运动后会导致体温升高、咽部充血。此时,胃肠和咽部如突然受到大量冷饮的刺激,就会出现腹痛、腹泻或咽部疼痛、发音嘶哑、咳嗽及其他病症。

③夏季常饮茶的益处

●可以防胃癌。发现茶叶可以防治胃癌的时间并不很长。有流行病资料表明,在绿茶产地和有饮茶习惯的地区及民族,其肿瘤的发病率较低。科学实验证明,茶叶可中断体内亚硝基化合物的合成,还可抑制胃癌、肝癌细胞的复制和增长。因为茶叶可直接杀伤肿瘤细胞;茶叶中的某些成分,特别是绿茶中的咖啡碱、黄酮类、茶多酚等多种药效成分综合作用可抗癌。我国茶叶的品种很多,防治胃癌以绿茶为最好,其次是红茶。

●可增强机体免疫力和加强营养。茶叶含有人体必需的许多营养成分,如蛋白质、氨基酸、糖类、矿物质,维生素 A、维生素 C、维生素 E、维生素 K,微量元素硒、锌等,这不仅能补充营养失调,还可提高机体的免疫力。

●帮助机体消除有害物质。茶叶的这种功效在古代就被记载,现已为科学所证实。茶中的某些成分可使有毒物质灭活、解毒和排泄。抑制致癌物亚硝胺类的合成,特别是餐后饮绿茶作用更好。

●对抗烟酒的危害。饮茶可促进酒精从尿中排出,抑制酒精的致癌作用。茶叶中的咖啡碱可对抗烟雾的有害作用。

●刺激胃液分泌。茶叶中有一种芳香油,能刺激胃液分泌,清除胃内积垢,减少胃癌的发生。

④慢性胃炎患者慎饮苦丁茶。天气渐热,苦丁茶成为人们用来去火解渴的首选。苦丁茶具有散风热、清头目、除烦渴的作用,治疗头痛、牙痛、目赤、热病烦渴、痢疾等效果明显。很多人喜欢上火后喝些苦丁茶,还有一些人偏爱苦丁茶的味道,把苦丁茶当作白开水一样喝。但中医提醒,苦丁茶并非人人宜饮。

虚寒体质的人,常感觉手脚发凉,畏寒怕冷。这种体质的人平时应常吃羊肉、狗肉等温性食物以温阳散寒。若常喝苦丁茶,会损伤体内阳气,不利于虚寒症状的改善,严重的甚至会出现腹痛、腹泻等中阳虚损的症状。

　　慢性胃肠炎患者多数存在不同程度的脾胃虚寒，一旦腹部受凉或吃了凉性食物时，容易出现腹痛腹泻等不适，苦丁茶会加重这些症状。另外，老年人脾胃功能相对减弱，婴幼儿脾胃功能尚未健全，也不宜饮用苦丁茶，否则容易引起消化不良、脘腹冷痛、食少便溏等不良反应。经期女性和产妇，也不适宜饮用苦丁茶。女性月经期处于失血状态，抵抗力降低，此时若饮用寒性的苦丁茶，极易导致气血受寒而凝滞，经血排出不畅，引发痛经，严重的可造成月经不调。经常痛经的女性，即使不在经期，也最好少喝苦丁茶。刚生完宝宝的产妇身体虚弱，应适当多食温补性的食物。寒性的苦丁茶不仅不利于产后子宫的恢复，还会伤及脾胃，极易引发日后缠绵难愈的畏寒怕冷、脘腹冷痛等症。

　　⑤多吃西洋参会加重胃病。70岁的尹老先生最近觉得胃有点儿不太舒服，除了有点儿胀，还有点儿隐痛。去医院看消化内科，做了胃镜检查，诊断为：慢性浅表性胃炎、胃运动功能障碍。既然无大碍，于是计划出门去旅游。为了增强体力，两人商量着把亲朋好友赠送的礼品西洋参口服液喝了。没想到，喝到第三天，尹老先生的胃痛严重起来；第四天，居然吐了一口血！两人吓坏了，赶紧又去医院看病。还是那家医院，还是那位医生，给他做了急诊胃镜，发现老先生的胃和十二指肠球部出现了多处溃疡。医生很奇怪，才这么短短的几天，如果没有什么特殊诱因的话，病情不应该发展得如此之快啊？经详细询问病史，认为与老先生大量喝西洋参饮品有一定的关系。

　　西洋参又称花旗参或北美人参，300多年前，西洋参漂洋过海来到中国,被中国人称为"西洋参",至今已有250多年的应用历史。西洋参性寒,味苦、微甘,归心、肺、肾经,具有补肺气、益肺阴、清虚火、生津止渴之功效。与人参的温热峻补不同,西洋参药性和缓,所以四季皆宜。西洋参味厚而不热,滋补而不腻。

现代科学研究发现,西洋参含有多种人参皂苷、洋参多糖及少量挥发油、树脂及18种氨基酸、维生素及微量元素等成分,有抗疲劳、抗缺氧、增强机体抗病能力及促进蛋白质合成等作用,对高血压、冠心病、心绞痛、心肌营养性不良等病有较好的辅助疗效;养胃生津,可减轻癌症患者放射治疗和化学治疗引起的不良反应;对睡眠不足的人士有帮助,补而不燥;还有降血糖、抗衰老、延年益寿、美容养颜等功效。

西洋参既然是一种药品,就有其适应证及禁忌证。凡感受表邪,湿热未尽,中阳衰微、胃有寒湿或体质虚寒者慎用。

美国的研究人员曾对连续服用西洋参30日以上的人群做过一个测试:凡小剂量服用者都自觉精神良好,消化功能增强。大剂量服用的均有不同程度的兴奋、急躁、心悸、失眠、血压升高或下降,个别人出现水肿、皮疹、性功能亢进、排便不畅或腹泻。药理学上称之为"西洋参综合征"。

进食西洋参还要注意以下两点:

●服用期间不宜吃萝卜,因为萝卜是行气的,而西洋参是补气的,吃萝卜会降低西洋参的滋补作用。

●不宜与茶同饮,因为茶中含有鞣酸,能与西洋参的有效成分结合,使其吸收下降。

⑥夏季肠胃不好勿吃三大水果

●山楂开胃易致结石。很多人觉得山楂开胃,酸甜可口,因此一不小心就会吃很多，脾胃不好的人过量吃山楂有可能导致胃结石。因为山楂中果胶和单宁酸含量高，接触胃酸后容易凝结成不溶于水的沉淀，与食物残渣等胶着在一起形成胃结石，结石可引起胃溃疡、胃出血，甚至胃壁坏死和穿孔。但是把山楂煮熟了吃会减少单宁酸的影响。

● 鲜枣好吃但枣皮扎胃。鲜枣不宜吃太多，否则会伤肠胃。因为大枣的膳食纤维含量很高，一次大量摄入会刺激肠胃，造成胃肠不适。膳食纤维大部分存在于大枣的枣皮中，而大枣的枣皮薄而坚硬，边缘很锋利，如果胃黏膜有炎症或者溃疡，会加重疼痛和不适。

● 猕猴桃通便但可引起胃灼热。猕猴桃属寒性，过食损伤脾胃的阳气，会产生腹痛、腹泻等症状。另外，猕猴桃中所含的大量维生素 C 和果胶成分会增加胃酸，加重胃的负担，产生腹痛、泛酸等症状，天气寒冷时症状还会加重。在目前这样寒冷的季节里，胃病（脾胃阳虚）患者应当少吃甚至不吃猕猴桃。

⑦5 种水果空腹吃易伤胃。空腹时不能吃西红柿、橘子、香蕉、鲜荔枝、菠萝等。空腹吃西红柿会使胃内压力升高而引起胀痛；空腹食橘子易产生胃胀、反酸；胃寒体弱和胃虚的人，不宜吃香蕉、西瓜。

● 西红柿。西红柿红润剔透，酸甜可口，营养丰富，含有丰富的维生素 C 及钙、铁、磷等矿物质，而且还可以减肥美白、防病抗癌，深受人们的喜爱，有的人甚至用它代替一日三餐。

但空腹吃西红柿要不得，空腹食用会对胃黏膜造成强烈刺激，诱发或加重胃病；西红柿含有大量的胶质、果质、单宁酸、棉胶酚及可溶性收敛剂等成分，这些物质很容易与胃酸发生化学反应，凝结成不溶性的块状物质。这些硬块可能将胃的出口幽门堵塞,使胃内的压力升高,引起胃扩张,甚至产生剧烈的疼痛,或形成胃结石,尤其是当西红柿和牛奶或豆浆搅拌在一起食用时,更易发生这种情况。此外,未成熟的青西红柿也不宜吃,因为未成熟的西红柿中含有大量有毒的番茄碱,人吃后会出现头晕、恶心、呕吐、流涎、乏力等中毒症状。在西红柿成熟呈红色后,番茄碱的含量即可消失。

●香蕉。香蕉含有大量的镁元素,若空腹时大量吃香蕉,会使血液中含镁量骤然升高,造成人体血液内镁、钙的比例失调,对心血管产生抑制作用,可引起感觉麻木、肌肉麻痹,出现嗜睡乏力的症状,不利于健康,若这时开车容易发生交通事故。

●橘子。新鲜柑橘的果肉中含有丰富的维生素 C,是上乘的果品。但须控制食量,多食有害,每天吃柑橘最好不超过 3个。柑橘含有大量糖分和有机酸,空腹时吃橘子会刺激胃黏膜,导致胃酸增加,使脾胃满闷、泛酸。柑橘不宜与牛奶同吃,其所含果酸会使牛奶中的蛋白质凝固,影响吸收,还会出现腹胀、腹痛、腹泻等症状。应在喝完牛奶 1 个小时后吃柑橘。

●鲜荔枝。荔枝口感爽滑,味道清香,营养丰富,具有生津益血、健脾止泻、温中理气的功效,所以深受人们的喜爱。荔枝属性温燥,阴虚火旺的人最好少吃。荔枝含糖量很高,空腹食用会刺激胃黏膜,导致胃痛、胃胀。空腹食用大量荔枝有可能会导致人体血糖下降、口渴、出汗、头晕、腹泻,甚至出现昏迷和循环衰竭等,医学上称为"荔枝病"。所以,生活中最好不要大量进食荔枝,可在吃荔枝前后喝一点儿盐水或者凉茶、绿豆水、冬瓜水、生地黄汤等。荔枝与杧果、桂圆等水果一样,有便秘现象的老人尽可能不要食用,特别是胃肠病患者更应慎重。

●菠萝。菠萝味甘、微酸,性微寒。有清热解暑、生津止渴、利小便的功效。可用于伤暑、身热烦渴、腹中痞闷、消化不良、小便不利、头昏眼花等症。其果汁中所含一种与胃液相类似的酵素,可以分解蛋白质,帮助消化,对于长期食用过多肉类及油腻食物的现代人来说,是一种很合适的水果。另外,菠萝的诱人香味则是来自其成分中的酸丁酯,具有刺激唾液分泌及促进食欲的功效。

但内含的蛋白分解酵素及大量草酸,如果在餐前过量食用,很容易造成胃壁受伤。因此,在吃菠萝的时候一定要把握好度。

菠萝中含有的苷类物质和菠萝蛋白酶有刺激作用,在吃的时候一定要将果皮及果刺清理干净,将果肉切成块,在稀盐水或糖水中浸渍 30 分钟左右,将苷类物质浸出以后,再用凉开水浸洗去咸味,这样既美味又健康。

另外,柿子、杏仁、黑枣等也不宜空腹食用。

⑧粗粮过多"磨"坏胃。长期过多地食用粗粮,粗糙的粗粮会破坏胃肠道的正常功能,增加胃内部的摩擦,损伤胃黏膜,导致胃炎、胃溃疡等疾病,还会减少蛋白质、微量元素在人体中的吸收利用,从而使人的抵抗力下降,引发疾病。

赵美美一家 5 口人,有 4 个都是病号,而且得的是同一种病,统称为胃病。医生严肃指出:"你家都是吃粗粮吃出来的,再好的东西也禁不住你这么吃。"

34 岁的赵美美是个私营企业的销售人员,自从生了小孩以后,腰也粗了,腿也圆了。赵美美的老公也是心宽体胖,啤酒肚越来越大。听说粗粮不含脂肪,既可以填饱肚子,还可以减肥,赵美美开始给家里人灌输吃粗粮的好处,而婆婆和公公也早就想多吃点粗粮养生了,现在媳妇主动提出来,双手赞成。于是,赵美美一家开始了"粗粮运动",早晨是五谷杂粮粥,中午有时候吃馒头,晚上就是红薯＋玉米,一天到晚换着吃粗粮。全家人除了4岁多的儿子,就这么吃了一个夏天。前两个月,赵美美一家5口人,4个大人都出现了不同症状的不舒服。夏天结束了,赵美美和她老公也都瘦下来了,可一家4口人老觉得肚子胀,有时还泛酸,一家人去医院检查,最后发现都有不同程度的胃病。

粗粮有益,因为粗粮含有丰富的不可溶性纤维素,有利于保障消化系统正常运转,可以降低高血压、糖尿病、肥胖症和心脑血管疾病的风险。

但是,如果长期过多地食用粗粮,粗粮中的粗纤维会破坏胃肠道的正常功能,增加胃内部的摩擦,损伤胃黏膜,导致胃炎、胃溃疡等疾病,还会减少蛋白质、微量元素在人体中的吸收利用,从而使人的抵抗力下降,引发疾病。

粗粮到底吃多少才合适呢?"粗细搭配"非常重要,现代人只吃细粮或只吃粗粮的做法都不可取,而是要粗细搭配着吃。

每人每天该吃多少粗粮还要因人而异。一般来说,成年人每人每天最好能吃50克左右的粗粮,也就是相当于4片面包或一个馒头、一碗燕麦粥的量。按照每人每天吃50克粗粮的标准,那么一个月应该是吃1500克粗粮,但如果1500克粗粮在一周内全部吃光,那么一天就要吃200克以上,这就过量了。另外,吃粗粮还要多喝水,因为粗粮中的纤维素需要有充足的水分做后盾,才能保障肠道的正常工作,一般多吃1倍纤维素就要多喝1倍水。还有,以下几类人粗粮要少吃:

●婴幼儿。因为胃肠功能较差,建议少吃。

●青春期少女。食物中的胆固醇会随着粗粮中的纤维排出肠道,胆固醇吸收减少,会导致女性激素合成减少,影响子宫等生殖器官的发育。青春期少女的纤维素摄入每天不应超过 20 克。

●35～45 岁中年人。食高纤维素食物一定把握度,保持每天两顿粗粮,一天 50 克左右即可。

●60 岁以上的老年人。由于胃肠功能减弱,吃粗粮多了会腹胀、消化吸收功能减弱。老年人每天的纤维素摄入最好不要超过 25 克。

●肾脏不好的人。需要限制植物蛋白的摄入,而粗粮中的植物蛋白含量很高。

●其他。贫血、缺钙的人,患消化系统疾病的人,免疫力低下的人都不宜多吃。

⑨食物纤维＋益生菌帮您调理夏季肠胃问题。夏季是肠胃病高发季节。如果伴有腹痛、腹胀、恶心、呕吐、泛酸、胃痉挛、腹泻、便秘等症状,那你可能已患上了发病率高、患病时间长、难以完全根除的胃肠疾病。

夏季温度高,为了散发体内的热能,全身皮肤的血管都处于扩张状态,血流量增加,而进入胃肠道的血流量相对减少,可导致胃肠道抵抗力下降。大量出汗可引起体内电解质、微量元素、维生素丢失,而饮水过多则造成胃肠道内消化液稀释,也会影响消化吸收功能。再加上高温容易导致食物腐坏,更容易让肠胃"状况连连"。

其实夏季胃肠功能出现问题的时候调理是最佳时机。建议在夏季靠健康饮食来调整肠胃功能。如果饮食健康,人的消化道可自行处理体内食物。比方说人体系统可以从水果、蔬菜、豆类和全谷类等获得食物纤维；或者从酸奶中提取益生菌。当然，补充水分无论何时何地都非常重要。

纤维属于植物的结构部分，存在于全部的水果、蔬菜、豆类，以及诸如燕麦和糙米等谷物中。这些纤维可加速食物在肠道内的移动，并能吸附水分，因此尤其有利于防止便秘。若要保持肠胃健康，成人每天应摄取纤维约 30 克，这些纤维大多来自食物中的粗粮。但由于饮食比较单一等问题，一般成人每天的平均摄入量只有 10 克左右。纤维之所以能够调理肠胃的另外一个重要原因，是它也可以发挥益生元的作用，促进益生菌的生长。

酸奶和其他日常发酵乳制品中所含的益生菌可改善消化系统。人的消化系统中含有几百种益生菌，这些有益细菌可抑制其他细菌，尤其是有害细菌的生长，从而促进健康消化。肠道内最常见的益生菌菌株是存在于酸奶中的嗜乳酸杆菌。酸奶确实在调理肠胃方面有着卓越功效，当然前提是它真的具有"活菌"。

⑩溃疡病患者饮食不宜

●牛奶。牛奶鲜美可口，营养丰富，曾被认为是胃和十二指肠溃疡病人的理想饮料。但根据 Ippoliti（1987）的研究显示，虽然他们无法证明牛奶喝得越多越容易患消化性溃疡。但该报告指出牛奶与消化性溃疡的发生具有相关性。现在已不再建议用牛奶来治疗溃疡。

因为牛奶中所含的丰富钙质及蛋白质都是潜在的促泌素，会刺激胃泌素分泌，使餐后胃酸分泌增加，而牛奶中和胃酸的作用还抵不过它刺激胃酸分泌的作用。但是，对于那些

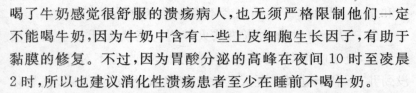

喝了牛奶感觉很舒服的溃疡病人,也无须严格限制他们一定不能喝牛奶,因为牛奶中含有一些上皮细胞生长因子,有助于黏膜的修复。不过,因为胃酸分泌的高峰在夜间 10 时至凌晨 2 时,所以也建议消化性溃疡患者至少在睡前不喝牛奶。

对于患有萎缩性胃炎的患者应当多喝一些酸奶。因为酸奶中的磷脂类物质会吸附在胃壁上,对胃黏膜起保护作用,使已受伤的胃黏膜得到修复。

●咖啡。咖啡能促进胃酸的分泌,提高胃酸的浓度,从而增强对溃疡面的刺激,引起胃部疼痛和溃疡面出血,使病情加重。

●低度酒。低度酒类的饮料有香槟、啤酒等。由于酒的主要成分为乙醇,也是胃酸分泌的促进物,若长期过量地饮用,会使胃液的酸度一直处于很高的水平,可能成为消化性溃疡加重或影响愈合的原因之一。另外,乙醇可溶解保护胃黏膜的脂蛋白层,使胃的黏膜屏障遭受破坏,防御功能受损,从而加重溃疡。

●汽水。汽水及其他产生气体的饮料入胃后会产生大量的气体,使胃内压力增高,引起腹胀,有诱发穿孔的危险性。

●酸性饮料。酸性饮料入胃后可提高胃内酸度,影响胃内溃疡面的愈合。

●糯米。糯米和其他粮食一样,主要成分也是淀粉,它们都是由多种葡萄糖分子经过缩合、失水而形成。但由于糯米淀粉中葡萄糖分子在缩合时,其连接方式与其他粮食淀粉有所不同,糯米经过煮熟之后,无论是糯米饭,还是糯米制作的其他食品,其黏性均较大,正常人吃后也较难消化,滞留在胃内的时间长,从而刺激胃壁细胞及胃幽门部的细胞,使胃酸分泌增加。**溃疡病患者食后**,往往会使疼痛加重,甚至诱发胃穿孔和出血。因此,溃疡病患者不宜吃糯米食品。

⑪三伏天8种食物清热祛火养胃。三伏天让很多人都没了胃口,夏季吃得对,胃口就好,能防酷暑;吃得不对,则越吃越没劲儿,不利于健康。夏天的饮食应以清补为主,健脾、祛暑化湿为原则,下面为您推荐食中"八宝",非常适合伏天清补。

第一菜:黄瓜

推荐理由:夏季对人体最重要的影响是暑湿,暑湿侵入人体后会导致毛孔张开,过多出汗,造成气虚,还会引起脾胃功能失调、消化不良。适当摄入凉性蔬菜有利于生津止渴、除烦解暑、清热泻火、排毒通便。黄瓜就是凉性蔬菜中的代表,它含水量高,又兼具高钾低钠的特点,适合夏天人们大量出汗后补充水分及流失的无机盐。

第一鲜:鲤鱼

推荐理由:夏季气候酷热潮湿,适当喝些鲤鱼汤,有助于祛湿开胃、利水消肿。从营养学角度来说,鲤鱼富含优质蛋白质、矿物质和维生素,极易被消化吸收,包括儿童、孕妇、老年人在内的各类人群都适合吃。

第一菌:木耳

推荐理由:木耳味甘、性平,归胃、大肠经。具有益气、润肺、补脑、轻身、凉血等功效。木耳有"血管清道夫"之称,夏天多吃点黑木耳,一方面有利于排毒通便,另一方面有凉血、增加食欲之效。

第一肉:鸭肉

推荐理由:四季之中,鸭肉特别适合夏季食用,俗话说得好:"防苦夏多吃鸭。"鸭肉富含人体在夏天急需的蛋白质等养料,而且能防治疾病。凡体内有热的人适宜食鸭肉,体质虚

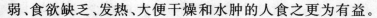

弱、食欲缺乏、发热、大便干燥和水肿的人食之更为有益。

第一谷：薏米

推荐理由：薏苡仁（薏米）是清除体内湿毒的好食物，又有抗癌作用。盛夏时节阴雨连绵，空气湿黏，很多人都会"伤暑"，这时吃些薏米粥，可以起到治湿痹、利肠胃、消水肿、健脾益胃的作用。

第一粥：绿豆粥

推荐理由：绿豆有"食中佳品，济世食谷"之美称。在炎炎夏日，绿豆粥更是老百姓最喜欢的消暑粥。绿豆亦食亦药，可用以清热解毒、消暑利水，治暑热烦渴、水肿等。不过应注意，绿豆属于凉性药食之品，身体虚寒或脾胃虚寒者过量饮用，会出现腹痛腹泻，阴虚者也不宜大量饮用，否则会致虚火旺盛而出现口角糜烂、牙龈肿痛等症状。

第一饮：酸梅汤

推荐理由：酸梅汤的原料是乌梅、山楂、桂花、甘草、冰糖。《本草纲目》记载："梅实采半黄者，以烟熏之为乌梅。"该汤消食和中，行气散瘀，生津止渴，收敛肺气，除烦安神，常饮可祛病除疾，保健强身，是炎热夏季不可多得的保健饮品。

第一瓜：西瓜

推荐理由：我国民间早有一句谚语："热天吃西瓜，不用把药抓。"西瓜性寒、味甘，归心、胃、膀胱经。具有清热解暑、生津止渴、利尿除烦的功效，常吃西瓜能清火解热。

⑫山药。山药是药食同源的好食材，早在《神农本草经》中就有记载："山药补中益气，长肌肉，久服耳聪目明，轻身不饥延年。"

山药味甘性平，其补脾养胃的功效特别显著，而且它不寒不热、作用温和,非常适合胃功能不强,脾虚食少,消化不良,腹泻的老年人食用。此外,患有糖尿病、高血脂的老年人也适合多吃山药。

切开山药,能拉出黏黏的细丝,这正是它特有的黏蛋白。这种物质能够滋润胃黏膜,起到保护胃的作用,对治疗胃痛也有一定的功效。

除了普通的红烧、蒸、煮、拔丝外,这里特别推荐两道"山药养胃餐"。

第一道是果汁山药泥,不但吃起来爽口、香甜,在汲取山药营养的同时,还补充了大量维生素和矿物质。

先将鲜山药去皮、洗净,上锅蒸或煮熟,然后捣成泥,放在一边备用;选择自己喜欢的水果,如苹果、香蕉等,把它们洗净、切块,放入搅拌机打成果泥;最后,把山药泥和果泥混合在一起就可以吃了。这道果汁山药泥作为老年人下午的加餐,再适合不过了。

第二道是用山药炖的滋补汤,如山药排骨汤、山药鱼汤等,这是老年人午餐或晚餐餐桌上不能缺少的营养汤品。先将山药削皮、洗净,切成 2 厘米见方的小块;还可以配些胡萝卜,也切成同样大小的块;排骨先在沸水中滚烫,捞出洗净;排骨、胡萝卜先下锅,加水至盖过材料,以武火煮开后转文火慢炖 15 分钟,加入山药转大火煮沸,再转小火继续煮 10 分钟;最后,加少许食盐调味即可。

特别提醒:中医学认为,山药为收涩之品,因此有便秘及大便干结的老年人不宜多吃。

⑬糯米。糯米是一种营养价值很高的谷类食品,除含蛋白质、脂肪、糖类外,还含丰富的钙、磷、铁、维生素 B_1、维生素

B_2 等。中医学认为,糯米性味甘温,入脾、肾、肺经,具有益气健脾、生津止汗的作用。夏天饮食讲究调理脾胃,吃点糯米非常有好处。

对中气虚脾胃弱,甚至在夏季经常腹泻的人来说,糯米有很好的补益作用。与山药熬粥,可强健脾胃;加莲子同熬,可温中止泻;食欲缺乏的,可将糯米与猪肚同煮而食,方法是将糯米浸泡半小时后,装到猪肚内,炖熟后吃肉喝汤,内装的糯米取出晾干,分次食用。

糯米含钙高,有补骨健齿的作用。可将黑糯米浸泡后装入布袋,用线扎紧,然后与猪骨等一起炖煮,熟后喝汤,再将袋中糯米取出,分数次煮粥吃,有养胃的作用。

此外,常吃黑糯米还有补肾的作用(中医学认为黑气入肾,黑色多补肾)。黑糯米煮枸杞子,可治肝肾虚引起的头晕耳鸣、腰膝酸软等,黑糯米还可以使头发乌黑发亮,与桑椹、黑芝麻同煮效果最好。

需注意的是,糯米不易消化,老年人、小孩不宜多吃,溃疡病患者不宜吃。另外,糯米有收敛作用,如吃糯米导致便秘,可以喝点萝卜汤化解。

⑭夏季健胃药膳

山药薏仁扁豆粥

组成:生山药 60 克,生薏苡仁 60 克,白扁豆 15 克,柿饼 20 克。

制作:薏苡仁煮至熟烂,山药打碎,柿饼、白扁豆切为小块,共煮为粥。还可以与绿豆一起熬制,能够起到清热祛火的功效。

功效:化湿和胃,理气健脾。适用于慢性胃炎之痰浊阻胃型。症见食欲缺乏,纳呆口黏,脘腹重着,舌苔厚腻等。山药能平补气阴,且性兼涩,故凡脾虚食少,体倦便溏等皆可应用;薏米即薏苡仁,味甘性平,功能健脾和胃、清热利湿,现代医学研究发现,薏苡仁所含的蛋白质远比米、面高,而且容易消化吸收;柿饼含柿酚、维生素、微量元素等,可润肺、生津、健脾、止血。夏季气候闷热,气温高湿度大,容易困厄脾胃,往往使人精神萎靡、倦怠乏力、食欲缺乏,不妨喝点薏米粥,既促进食欲,还能保养肠胃。

服用:每日 2 次。

猪肚大米粥

组成:猪肚丝 50 克,大米 50 克,食盐适量。

制作:将猪肚丝同大米放入锅中,加清水,用文火煮成稀粥,调入食盐即可。

功效:补脾益胃,保护胃肠黏膜、促愈。用于胃、十二指肠溃疡。

服用:温服,每日 1 次,连服 5 日。

石斛玉竹粥

组成:石斛 10 克,玉竹 10 克,大枣 10 枚,大米 50 克,白糖适量。

制作:将石斛、玉竹先煎,去渣,取上清汁,加入大米、大枣,用文火煮成稀粥,熟时调入白糖即可。

功效:养胃阴,清虚热,补气和胃。用于胃热阴虚导致的胃脘灼热隐痛,痞胀不舒,饥不欲食,干呕呃逆,口燥咽干,大便干结,小便短少,舌红少津,脉细数等症。

服用:温服,每日1次。

宜忌:脾胃虚有寒湿者勿服。

玉山鸽肉汤

组成:玉竹15克,山药20克,净白鸽1只,食盐等调料各适量。

制作:将鸽子肉切块,放砂锅中加玉竹、山药、食盐等调料,加水500毫升,文火炖至肉熟烂即可。

功效:滋补,助消化。主治慢性萎缩性胃炎。方中玉竹具有润肠通便的作用;山药含有蛋白质、脂肪、多种氨基酸(以精氨酸、谷氨酸、天冬氨酸含量较高)、淀粉、淀粉酶、多酚氧化酶、维生素C、甘露聚糖、微量元素、皂苷等,具有滋补、助消化等作用;鸽肉中含粗蛋白质、微量元素及少量脂肪等,以白鸽的营养价值和补养作用好。

服用:饮汤食肉,佐餐适量服用。

沙参玉竹炖瘦肉

组成:北沙参15克,山药15克,玉竹15克,猪瘦肉200克,食盐少许。

制作:前4味共入砂锅,加水适量,炖至猪肉熟烂,加食盐调味即可。

功效:养阴,助消化。主治慢性萎缩性胃炎。方中北沙参含香豆素类成分,有镇痛作用;山药具有滋补、助消化作用;玉竹具有润肠通便的作用;猪瘦肉含蛋白质、脂肪、糖类、维生素素 B_1、维生素 B_2,以及丰富的钠、镁、锌、磷等微量元素。

服用:佐餐适量服用。

鲜藕排骨汤

组成:鲜藕200克,猪排骨200克,大枣7枚,黄酒4匙,植物油、食盐各适量。

制作:藕洗净,去节,切块;排骨洗净,滤干,切块;大枣用温水浸泡片刻,洗净备用。起油锅,放植物油,用中火烧油热后,倒入排骨翻炒约5分钟,加黄酒3匙,焖烧7~8分钟,至出油香味时,盛入大砂锅内。将藕块倒入,加冷水浸没,用武火煮开,加黄酒1匙后,改用文火煨2小时,加入大枣、食盐,再煨1小时,至汤汁浓,排骨与藕均酥烂时,即可。

功效:补脾益肠,和胃消食。适用于慢性胃炎之脾胃虚弱型。症见胃脘胀满疼痛,拒按,倦怠乏力,少气懒言,食少恶食,口中淡等。方中藕性味甘寒,可清热、凉血、散瘀等;熟莲藕性味甘温,可健脾、开胃、益血、止泻等;其中含丰富的淀粉、蛋白质、天冬素、维生素C,尚含多酚化合物、过氧化物酶等,是高糖低脂肪食物。诸料合用,寓治疗于饮食之中,食治两用,功效卓著。

服用:宜在饭前空腹服食,以利吸收。每日2次,每次1大碗。

姜蒜醋

组成:生姜100克,大蒜100克,米醋500毫升。

制作:生姜洗净,切片;大蒜切片,一同浸泡在米醋中,密封贮存1个月即可。

功效:促进胃液分泌,增加胃液酸度,保护胃黏膜,防止胃炎癌变。主治慢性萎缩性胃炎、胃酸缺乏者。方中生姜具有显著的抗溃疡作用,可显著抑制盐酸性和应激性胃黏膜损伤,具有止吐和促进胃液分泌,保肝利胆,增强脂肪分解酶的作用。大蒜是近年最为流行的保健食品之一。其中含有糖类,氨基酸类(如半胱氨酸、组氨酸、赖氨酸等 15 种),微量元素(包括镁、钠、铁、磷等 12 种),维生素(维生素 A、B 族维生素、维生素 C)。此外,还含挥发油。醋可以消食、开胃、解毒、止痛,可使胃酸分泌增多,促进食欲,帮助消化,并有一定的杀菌作用,多用于消化不良、油腻食积或腹泻等。上 3 味虽均为家庭常用的食品或调味品,但 3 药相配,具有良好的促进消化(尤其对油腻食品的促消化),提高食欲,防止癌变的功效。

慢性浅表性胃炎胃酸分泌过多者忌用。

服用:饭后服用,每次 10 毫升,或在菜肴中酌量加用。

⑮夏季健胃药茶

参芪薏仁茶

组成:党参 5 克,黄芪 5 克,薏苡仁 5 克,生姜 3 克,大枣 5 枚。

功效:补中益气,健脾除湿。

主治:方中党参、黄芪能补中益气健脾;薏苡仁渗湿健脾。主治中老年人中气虚弱,精神疲乏,饮食欠佳,大便偏溏。

服用:上药前 3 味炒黄,研末,放入热水瓶中,加入生姜、大枣,用开水冲泡,闷 30 分钟,频频饮用。

宜忌:食后胃脘饱胀,饮食呆滞者,不宜饮用。

平胃散茶

组成:苍术 15 克,厚朴 10 克,陈皮 10 克,甘草 5 克。

功效:燥湿运脾,行气和胃。

主治:方中苍术除湿运脾;厚朴行气化湿,消胀除满;陈皮理气化滞;甘草甘缓和中。全方主治慢性胃炎、胃下垂等病症属脾胃湿滞者,症见脘腹胀满,口淡无味,不思饮食,恶心呕吐,肢体倦怠,大便溏泄,舌苔白腻。

服用:上药研末备用,每次取5克,以生姜、大枣煎汤冲服。

宜忌:胃热内盛、口干舌红者忌用。

健胃消炎茶

组成:蒲公英10克,香附5克,陈皮3克。

功效:清热和中,行气止痛。

主治:方中蒲公英泻火消炎;香附行气和胃。全方主治慢性胃炎、浅表性胃炎、胃及十二指肠溃疡等病,症见胃脘胀痛、纳谷欠佳、消化不良、大便不调等。

服用:将上药研成粗末,放入保温杯中,以沸水冲泡,闷30分钟,代茶频饮。

宜忌:脾胃虚寒者勿用。

延胡索佛手茶

组成:延胡索6克,佛手10克。

功效:行气活血,化滞止痛。

主治:适于溃疡病属气滞血瘀者。症见胃脘胀痛,时发时止,痞满不舒,嗳气吞酸,食欲缺乏。方中延胡索是活血止痛的良药,功能活血行气,化瘀止痛,具有良好的止痛效果;佛手是芳香健胃药,既能疏理脾胃气滞,又可疏肝解郁,行气止痛,善于治肝脾不和之胸胁疼痛。二药合用,行气化滞,兼有活血止痛,是气血双调的止痛良方。

服用:用开水冲泡即可,代茶饮服。

佩藿茶

组成:藿香3克,佩兰5克,白豆蔻3克。

功效:化湿浊,醒脾胃。

主治:过食肥腻,消化不良所致胃纳呆滞,饮食减少,口中黏腻无味或口气臭秽难闻者。

服用:将以上3味药研成粗末,用沸水冲泡药末,加盖闷10分钟即可饮用,每日1剂。

甘松茶

组成:甘松10克,陈皮5克。

功效:行气解郁,和胃止痛。

主治:方中甘松能解除平滑肌痉挛,对中枢神经有镇静作用;陈皮行气和胃。全方主治神经性胃痛,胃肠痉挛。

服用:上药切碎,放入保温杯中,加沸水冲泡,闷15分钟,代茶频饮。

宜忌:胃热舌红口干者忌服。

石菖蒲和胃茶

组成:石菖蒲10克,茉莉花3克,绿茶3克。

功效:行气解郁,化湿和胃。

主治:方中石菖蒲能化湿和胃,辟秽化浊;茉莉花理气和胃。全方主治肝郁气滞而致慢性胃炎,症见脘腹胀痛、食欲缺乏、嗳气频频、大便不爽、苔腻。

服用:研末,放入热水瓶中,用开水适量冲泡,闷 15 分钟,频频饮用。

宜忌:肺脾气虚或肾虚喘息者忌用。

竹茹芦根茶

组成:竹茹 10 克,芦根 10 克,生姜 3 片。

功效:清胃火,止呕吐。

主治:方中竹茹能清热化痰,除烦止呕,和胃消食;芦根清热生津,除烦止呕。全方主治胃火上逆引起的呕吐,呕声洪亮、冲逆而出,口臭烦渴,舌红及热病后呕逆等症。妊娠呕吐见上症者。

服用:将前 2 味药捣碎,放入保温杯中,加生姜,以沸水冲泡,闷 15 分钟,代茶频频饮用。

宜忌:胃虚或寒湿伤胃,舌苔白腻者忌用。

三、胃炎夏季运动调治

1. 运动改善消化系统功能

运动对增强消化系统功能有很好的作用,它能加强胃肠道蠕动,促进消化液的分泌,加强胃肠的消化和吸收功能。运动还可以增加呼吸的深度与频率,促使膈肌上下移动和腹肌较大幅度地活动,从而对胃肠道起到较好的按摩作用,改善胃肠道的血液循环,加强胃肠道黏膜的防御功能,尤其对于促进消化性溃疡的愈合有积极的作用。

2. 运动疗法促胃炎好转

作为有效的辅助疗法,胃病患者可以参加的运动包括:养生功、太极拳、步行、慢跑、骑自行车等。

胃炎患者在刚开始锻炼时,运动强度宜小。如采用速度缓慢、全身放松的步行,每次 20～30 分钟,运动脉搏控制在110 次/分钟左右。可以选择在风景优美的环境步行 2 000 米左右,有助于调节中枢神经系统,改善全身及胃肠功能,对消除腹胀、嗳气、促进溃疡愈合有一定作用。随着病情好转,可适当加大运动量,运动时脉搏可以达到 130～140 次/分钟。每天最好坚持运动 20～40 分钟。

急性肠胃炎、胃出血、腹部疼痛者不宜参加运动,待病情恢复或好转后再进行适当运功。

3. 内养功法调和气血促胃炎好转

近年来的医学研究发现,一些心理和环境因素也会引起胃部不适。专家建议,内养功锻炼对于慢性胃病,以及心理性的胃部不适有一定的疗效。

内养功通过调息、意守等方法,调整呼吸之气,使其逐步达到缓、细、深、长,从而使大脑皮质发挥其对机体内部的调节作用,加强肠胃消化功能,促使疾病逐步恢复。腹式呼吸是内养功的主要内容,腹部随着一呼一吸的动作,逐渐形成明显的弛缓运动,做到意守丹田。练功中以自然舒适为度,常用坐、卧式,思想集中,气沉丹田,排除杂念。每天练 1～2 次,每次30 分钟左右,可逐步延长时间。经过长期锻炼,则能做到意气相和。练习太极拳、八段锦、五禽戏时,都必须气沉丹田,这样才会有明显效果。

4. 自我推拿疗法促胃炎好转

胃炎的运动疗法要注意全身运动与局部运动相结合,如配合一些适当的按摩治疗,可调整胃肠神经功能,减轻自觉症状,改善消化功能。

(1)摩腹法:患者取仰卧位,双膝屈曲。两手掌相叠,置于腹部,以肚脐为中心,在中、下腹部按顺时针方向按摩约 5 分钟,以腹部有温热感为宜。用力宜先轻后重,然后扩大范围按摩全腹部约 2 分钟。

(2)擦腰骶法:患者取坐位,腰部前屈;两手十指并拢,掌面紧贴腰眼,用力擦向骶部,如此连续反复进行约 1 分钟,使皮肤微热为宜。

以上两种自我按摩方法每日 1～2 次,连续治疗 24 日,然后根据病情可隔日治疗 1 次,直至症状消失。

5. 养胃"微运动"

所谓"微运动",便是通过一些简单易行的小动作,达到忙里偷闲健身的目的。它们不仅能够促进消化,还可帮助大家避免困倦。

(1)饭后"罚站"半小时:午饭后的时间最易昏昏欲睡,一些白领便想到主动"罚站",这不失为有益于健康的好方法。长期久坐不动的工作模式,易使人体血液循环和消化系统发生障碍,使代谢水平下降。吃完饭站立半小时,有助于对食物的吸收和消化,但持续时间不宜太久,否则不利于下半身的血液循环。

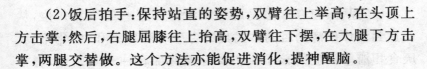

（2）饭后拍手：保持站直的姿势，双臂往上举高，在头顶上方击掌；然后，右腿屈膝往上抬高，双臂往下摆，在大腿下方击掌，两腿交替做。这个方法亦能促进消化、提神醒脑。

6. 三个运动姿势让你不再胃胀气

（1）跪姿前倾：双膝跪地，从膝盖到脚趾都要接触到地面，上半身保持直立，双手自然下垂；缓慢坐下，直到体重完全压在脚踝上，双手自然放在膝上，保持正常呼吸；保持该姿势约30秒，放松后再将上半身向前倾。重复做3～5次。该动作有助于消除胀气、胃肠综合征（如胃肠痉挛、腹泻等），还可强化大腿肌肉。

（2）伏地挺身：俯卧（趴在床或地板上），全身放松，前额触碰地面，双腿伸直，双手弯曲与肩平放，手肘靠近身体，掌心向下；双手支撑，抬起头、胸部，双腿仍接触地面，直到感觉胸腹完全展开。保持该姿势约10秒钟，重复做3～5次。这能消除胀气、解除便秘、锻炼背肌，对脊椎矫正有一定的帮助。

（3）站立弯膝：双脚分开与肩同宽站立，双手轻放膝上，身体微向前弯；深吸一口气，呼气时缓慢收缩腹部肌肉，让腹部肌肉呈凹陷状，但不要勉强用力，否则会感到不舒服；保持该姿势5～20秒，不要憋气，然后顺势将肺部气体排出，放松肌肉。重复4～7次。这个动作对缓解消化不良与便秘很有帮助。

7. 妙招缓解夏季肠胃不适

夏季炎热是最适合细菌、病毒繁殖的高发期，加上人们饮食的不规律，可经常出现肠胃不舒服现象，夏季肠胃不舒服怎么办？中医妙招教你缓解夏季肠胃不适。

（1）捏脊：捏脊疗法是通过刺激身体某些经络和穴位，从而达到治疗疾病的目的。尤其适合患有脾胃失和、消化不良、厌食积滞等病症的孩子。主要是捏背部脊柱及其两旁，脊柱在背部的正中，是经络中督脉所在，脊柱两侧是足太阳膀胱经循行的路线，刺激其穴位，可以起到通经活络、调和气血，及时调整脏腑的作用。

（2）饭后揉肚：饭后先散步，然后或卧或坐，用手轻轻按揉腹部，先将双手搓热，分别以左、右手按顺时针或逆时针方向按揉上腹部，各做 30 次左右。此法可增强胃肠功能，对治疗肠胃病有一定效果。

（3）捏腿肚：小腿肚内侧循行足太阴脾经，足太阴脾经与脾胃相连，故而捏按此处可治疗胃之疾患。当然这只适用一般胃病，能缓解轻微的胃痛；严重胃病者应去医院诊治。

（4）按摩穴位

①中脘。中脘穴是治疗胃肠疾病中十分重要的穴位，它位于胸骨下端和肚脐连线的中央，大约在肚脐往上一掌处。指压时仰卧，放松肌肉，一面缓缓呼气一面用指头用力下压，6 秒钟后将手离开，重复 10 次，能缓解胃部不适。在胃痛时采用中脘指压法效果更佳。

②天枢。此穴位于肚脐左右两拇指宽处。患者可平躺在床上，用中间三个手指下压、按摩此处约 2 分钟。天枢穴的主治病症包括消化不良、恶心、胃胀、腹泻、腹痛等。

③足三里。足三里穴位于外膝眼下四横指、胫骨边缘。按压 6 秒钟将手离开一次，重复 10 次，可促进胃酸分泌，使胃感到舒服，而且还能起到止痛的作用。

以上 4 种方法可以很有效地缓解夏季肠胃不适，帮助肠

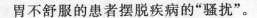

胃不舒服的患者摆脱疾病的"骚扰"。

8. 早晨五分钟运动增强食欲

晨起总是不舒服,因为低血压身体不爱动,或因为积劳身体懒倦,与早晨醒后立即能起来的人相比,可能还是有上述情况的人占多数。这都是由于大脑疲劳、精神紧张引起的。精神紧张可以引起肌肉紧张,自然血运不良,大脑不能充分得到供氧,于是胃蠕动也不活跃,食欲也不佳。在此,介绍一种放松肌肉,促进脑供氧的体操。坐在床上(如为坐垫,伸直两腿坐),头向后伸,手脚尖指向天棚,身体用力 2～3 秒钟;放松颈部力量,头向前倾,把身体的力量全放松,这样反复 4～5 次后,放松肩部的力量,闭眼休息 2～3 分钟;此时紧张的颈部肌肉松弛,胃也自然地感到空虚。

如果这样还不能产生食欲,请做如下运动:

①屈膝,向上提腰,用双手支撑腰部。

②保持睡姿,使背与腰成为直线,使劲伸腿。

③使劲把脚尖向头侧伸展。这个姿势是瑜伽的直把锄的姿势,可矫正脊柱弯曲,并刺激内脏、肌肉,特别是对于横形胃或有两个胃泡的胃效果很理想。平时经常注意胃肠的人,除此之外,可采用倒立或增加腹肌的运动。

第四章　秋季调治

一、秋季气候特点

每年的"立秋"标志着秋季的开始,此后气温开始下降,空气中的湿度也随之下降。秋天历经立秋、处暑、白露、秋分、寒露、霜降6个节气,其中秋分为季节气候的转变环节。立秋至处暑,秋阳肆虐,温度较高,加之时有阴雨绵绵,湿气较重,天气以湿热并重为特点,故有"秋老虎"之说。白露过后,雨水渐少,天气干燥,昼热夜凉,气候寒热多变,稍有不慎,容易伤风感冒,许多旧病也易复发,被称为"多事之秋"。

由于人体的生理活动与自然环境变化密切相关,秋季人体阴阳也随之发生改变。秋季3个月处于"阳消阴长"的过渡阶段,因此秋季养生在对精神情志、饮食起居、运动引导等方面进行调摄时,应注意一个"和"字,即"调和阴阳",并结合"秋收"的特点进行保健。

古有"秋冬养阴"之说,这是因为人体经春夏长足萌发之后,将进入收藏之时,此时对阴精一类物质需要量增加,如果阴精能够充足,则能为入冬后的潜藏提供良好的物质基础。中医学认为,春夏属阳,秋冬属阴。秋风渐来,天气渐凉,各种植物自然成熟,进入收获季节,由"长"转向"收"的收敛过程。秋季是一个由热转寒,即"阳消阴长"的过渡阶段,人体的生理活动也要适应自然的改变。因此,秋季养生不能离开"收、养"这一原则,也就是说,秋天要把保养体内的阴气作为首要任务。具体来说就是要早睡早起、安神宁志,以顺应秋季的特点,减轻秋季肃杀之气对人体的影响。

胃炎也是秋季多发病,慢性胃炎多在秋季复发。秋季,气温下降,人体受冷后,血液中的组胺增多,胃酸分泌增加,胃肠发生痉挛性收缩,抵抗力随之降低,可导致胃病复发。因此,要经常保持精神愉快、情绪乐观,参加适当的体育活动,改善胃肠道的血液循环,减少发病机会。日常膳食应以温软淡素易消化为宜,做到少吃多餐、定时定量,戒烟禁酒。

二、胃炎秋季调治

1. 秋季保"胃"战

秋天是寒暑交替的季节,昼夜温差较大,冷暖多变,极易发生疾病或引起旧病复发。加之秋收物种丰盛,大家难免食欲大开,秋季也就成了胃肠道疾病的高发季节。

在这里提醒大家:胃肠道对寒冷的刺激非常敏感,如果不注意防护,不注意饮食和生活规律,就会引发胃肠道疾病,所以应根据气候变化,做好保健防病,以防患于未然。

(1)以食养胃切忌生冷:进入秋季之后,昼夜温差变化大,要特别注意胃部的保暖,特别是患有慢性胃炎的人,要随气候的变化适时增加衣服,夜间睡觉时要盖好被子,以防止腹部着凉,而引发胃痛或旧病复发。体质好的人可以轻衣薄衫为主,遵循"春捂秋冻"的规律和锻炼耐寒能力,但也要尽量避免腹部受凉。同时,秋天要多吃些滋阴润燥的食物,避免燥邪伤害,少摄取辛辣,多增加酸性食物。

饮食应以温、软、淡、素、鲜为宜,要注意忌嘴,不吃过冷、过烫、过硬、过辣、过黏的食物。多吃一些易消化的食物,少吃生菜色拉等凉性食物。胃病患者要做到少吃多餐、定时定量,使胃中经常有食物中和胃酸,防止胃酸侵蚀胃黏膜和溃疡面而加重病情。

秋季气候干燥,空气中缺乏水分的滋润,特别容易出现便秘,应该多吃水果以补充水分。最好是顺着大自然节气吃当令水果,不要因为运输方便、科技发达而选择反季节水果,否则容易吃错食物,影响身体健康。秋冬季尤其应避免吃瓜果,因为"秋瓜坏肚",像西瓜、香瓜易损脾胃,不妨适量吃苹果、柿、柑橘、梨、葡萄和桂圆等水果。

(2)养胃关键在进食:对于胃来说,其实它并不是很"娇气"的。只要平时别去过分伤害它,它也不会去"折腾"你的。养胃的关键在于养成良好生活饮食习惯,摒弃诸如三餐进食不规律、吃饭过快和暴饮暴食等不良习惯。另外,还有几点养胃建议如下。

①不要空腹喝牛奶和碳酸饮料。很多人都听说过睡前喝牛奶对胃有益的说法。其实,睡前喝牛奶、果汁对养胃并无益处,特别是对反流性食管炎患者更是大忌。因为牛奶中的蛋白质、脂肪和糖分等会引起胃酸分泌,长期如此,在夜间空腹状态下有可能对胃造成损伤,并加重反流症状。碳酸饮料是多数年轻人和白领比较热衷的饮料,喝起来美味又解渴。但碳酸饮料中的气体很容易引起胀气,这类饮料含有较高的热能和各种添加剂,不宜大量饮用。

②少吃食盐腌渍食品和夜宵。如今，胃癌的危害极大。大量流行病学资料显示，长期高盐饮食，食用霉变、烟熏和食盐腌渍食物，都会增加胃癌发生的危险性。而吸烟、酗酒也是"帮凶"。

③有胃病时可以短期减负。当胃发生急性疾病时，应该暂时减轻胃的负担，采用少食多餐、半流质、易消化的饮食。但是，疾病已经治愈，或者胃无急性状态，为了保养胃，长期让胃减负，实际是一种不好的饮食习惯。胃病患者要根据疾病的不同时期控制好饮食量，原则上减负应该是短期的。至少有两种胃病在其慢性期不一定需要限制饮食。一是十二指肠球部溃疡，它的病因之一是消化力过强，引起胃酸对球部黏膜的自我消化，胃痛时吃点东西，让过剩消化力找到出路，反而能缓解症状，有治疗作用。二是慢性胃炎，现在已很明确它的病因是幽门螺杆菌感染，用根除细菌治疗后，胃黏膜的萎缩和肠化生就会停止发展，部分还会逆转。

2. 秋季谨防胃病复发

秋季的气候正处于"阳消阴长"的过渡阶段，立秋至处暑，天气以湿热并重为特点，故有"秋老虎"之说；"白露"过后，雨水渐少，天气干燥，昼热夜凉，气候寒热多变，稍有不慎，容易伤风感冒，许多旧病也易复发，故又被称为"多事之秋"。

现代人生活忙碌，压力过大，生活作息不正常；吃得太快或太油腻，饮食结构不合理；轻信药物保健之说，吃了太多药物……以上种种因素往往引来肠胃不适。急性胃肠炎是由于人们食用被污染的食物或水而引起，以恶心、呕吐、腹痛、腹泻或伴有发热为主要临床表现的疾病。每逢秋凉时节，一些原

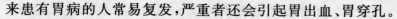

来患有胃病的人常易复发,严重者还会引起胃出血、胃穿孔。

因此,秋季需预防胃病复发,同时还要养成良好的习惯,借助药食的力量,使肠胃功能由弱转强,为健康的身体打下"后天之基"。

(1)保暖是首要:秋凉之后,患有慢性胃炎的人要注意胃部保暖,及时添加衣服,夜晚睡觉应盖好被子,以防腹部着凉而引发胃痛或加重旧病。另外,胃病患者"秋冻"一定要适度,不要勉强挨冻而冻出病来。

(2)饮食要合理:立秋之后应尽量少吃寒凉食物或生食大量瓜果,尤其是脾胃虚寒者更应谨慎。夏秋之交,调理脾胃应侧重于清热健脾,少食多餐,多吃温软开胃且易消化食物。少吃辛辣刺激油腻类食物,秋季调理一定要注意清泄胃中之火,以使体内的湿热之邪从小便排出,待胃火退后再进补。

胃病患者的秋季饮食应以温、软、淡素、鲜为宜,做到定时定量,少食多餐。

(3)静养是关键:肠胃的健康与否,与人的情绪、心态密切相关。因此,我们要做好情绪管理,减少压力产生;讲究心理调适,保持精神愉快和情绪稳定,追求恬淡虚无、宠辱不惊的境界。同时,还要注意劳逸结合,防止过度疲劳而损害胃部健康。

要避免紧张、焦虑、恼怒等不良情绪的刺激,同时注意劳逸结合,防止过度疲劳而影响了胃病的康复。

(4)运动要适度:肠胃不好的人要结合自己的身体特征,进行适度的运动锻炼,以提高机体抗病能力,减少疾病的复发,促进身心健康。

我国自古就有秋季登高赏菊的习惯,条件许可者可结伴

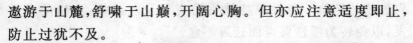

遨游于山麓，舒啸于山巅，开阔心胸。但亦应注意适度即止，防止过犹不及。

（5）纠正不好的饮食习惯：多吃清淡的食物，少吃肥油及各种刺激性食物，如含酒精或香料的食物。饮食上，要防止食物过酸、过甜、过咸、过苦，也不能吃过冷、过烫、过硬的食物，更加不能暴饮暴食。

（6）忌嘴保养：肠胃不好的人要注意忌嘴，不吃过冷、过烫、过硬、过辣、过黏的饮食，更忌暴食暴饮，要戒烟禁酒。服药时，最好餐后服用，以防刺激胃黏膜。

3. 秋季急性胃炎的救护

（1）急性胃肠炎：急性单纯性胃肠炎病因简单，治疗起来不复杂，只要按下列措施进行救护，很快恢复正常。

①卧床休息，停止一切对胃有刺激的饮食和药物。

②鼓励饮水，由于呕吐、腹泻致失水过多，病人在尽可能的情况下应多饮水，补充丢失的水分。以糖盐水为好（白开水中加少量糖和食盐而成），不要饮含糖多的饮料，以免产酸过多加重腹痛。

③止痛。应用颠茄片、阿托品、山莨菪碱等药均可。还可局部热敷以止腹部疼痛（有胃出血者不用）。

④伴腹泻、发热者可适当应用小檗碱（黄连素）、诺氟沙星（氟哌酸）等抗菌药物。病情较轻者一般不用，以免加重对胃的刺激。

⑤呕吐、腹泻严重，脱水明显，应及时送医院静脉输液治疗，一般1～2日很快恢复。

⑥预防为主，节制饮酒，勿暴饮暴食，慎用或不用易损伤

胃黏膜的药物。急性单纯性胃肠炎要及时治疗,愈后防止复发,以免转为慢性胃炎而迁延不愈。

(2)急性胃炎

①急性发作时最好进清流质饮食,如米汤、杏仁茶、清汤、淡茶水、藕粉、薄面片汤、去皮大枣汤,应以咸食为主,待病情缓解后,可逐步过渡到少渣半流食,尽量少用产气及含脂肪多的食物,如牛奶、豆奶、蔗糖等。

②严重呕吐者腹泻,宜饮糖盐水,补充水分和钠盐。若因呕吐失水及电解质紊乱时,应静脉注射葡萄糖盐水等溶液。

③腹痛剧烈时应禁食水,使胃肠充分休息,待腹痛减轻时再酌情饮食,应禁用生冷、刺激食品,如醋、辣椒、葱、姜、蒜、花椒等,也不要用兴奋性食品如浓茶、咖啡、可可粉等,烹调时以清淡为主,少用油脂或其他调料。

4. 孕妇秋季也须预防胃炎

(1)不吃不洁的食物:现在我们许多食品都不同程度地存在污染。例如,超市的粉皮、豆制品、蛋糕等都易被污染,或在生产环节,或在运输环节,或在销售环节,这些食品往往被拿来直接食用,因此要格外注意;注意生产日期及食用期限,注意销售人员的卫生意识及生产厂家。秋天蚊蝇较多,是传染的媒介,对卫生环境差的场所所销售的食品尽量不去购买。

(2)不吃冰箱里的食物:我们在冰箱里存放一周的食品往往会看见变质长出菌落,殊不知细菌的生长是每时每刻都在迅速繁殖而肉眼看不见的,当肉眼能够看见时,已经是成千上万的细菌和菌丝在污染和腐败着食品。为此,做饭应尽量不要剩饭剩菜。如要存放剩饭剩菜,最多也不要超过半天,而且

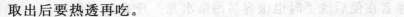

取出后要热透再吃。

（3）食物要热透：食物热透，如米饭、馒头等主食就要蒸的时间够长；米粥和汤类就要煮至滚开；蔬菜和肉类要炒透。要注意用微波炉加热的食物，中心的温度够热才可以进食，因为微波本身没有杀菌的能力。另外，要多吃熟食，少吃生食。

（4）不吃冰冷的食物：冰冷的食物会刺激胃肠道发生痉挛，刺激胃部产生不适。尤其孕妇腹中有个 37℃ 的"小炉子"，会觉得心里热，总想吃凉的。冰冷的食品会降低胎儿的免疫力和抵抗力，导致出生后体质差。如果体质较弱的孕妇吃了冰冷的食物还会引起腹泻。

（5）外面购买的食物要在家加工后再吃：现在科技发达，把食品做成半成品销售是为了方便大家。但我们购买了半成品，应该自己加工后再食用。如果是成品应该再加热，以免沾染病菌。

（6）到饭店吃饭尽量少点凉菜：饭店的生冷菜品很难保证洁净。孕妇不宜到饭店吃饭，在家自制可口饭菜，比饭店的清洁；即使到饭店吃饭也不应吃凉菜，处处小心为是；饭店处理不当的海鲜、生鱼寿司等坚决不吃。

（7）生吃的食物一定要清洗干净：最好的洗涤办法是使用小苏打清洗浸泡，可以清洗掉瓜果、蔬菜上面残留的农药化肥，以防病从口入。

（8）注意洗手：手什么地方都摸，是最脏、最能携带细菌的。因此，我们要求饭前便后要洗手。胃肠炎除了注意饮食卫生勤洗手外，消毒家庭用品也很重要，餐具、毛巾、衣物固然要严格消毒，马桶、厕所、水龙头开关也要消毒，因为马桶、厕所在患者排便时很容易受到飞溅出带菌分泌物的污染，同时

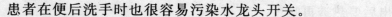

患者在便后洗手时也很容易污染水龙头开关。

（9）不能直接喝自来水管道流出的自来水：我们的自来水管系经历了数十年，锈迹斑斑。从水厂出来的水，在漫长的输送过程中是再次污染的过程，因此孕妇应该将水煮开，晾温凉再喝。

（10）一旦出现腹泻或呕吐怎么办

①及时去医院。如有恶心和腹泻，一定及时去医院，切莫自己乱用药。孕妇更要注意，请医生诊断，不能硬扛，因为腹泻会很快发展成脱水，影响母婴安全。

②注意休息。纯粹的卧床休息。因为恶心和腹泻很消耗体力，孕妇本身就不同于普通人，胎儿每时每刻需要营养，孕妇一定要保存体力，尽快恢复。

③自数胎动，观察宫缩。当发生胃肠炎时，孕妇往往发热、恶心、呕吐、腹泻。当发热时脉搏加快，胎儿会因此而心率加快，如果心率持续加快，胎儿可发生心衰而胎死宫内。当腹泻时肠蠕动痉挛，盆腔充血，可以诱发宫缩，发生晚期流产或早产。因此，患胃肠炎的孕妇一方面要寻求积极治疗，一方面要监护胎动和宫缩，必要时住院治疗。

④吃易消化的食物，让胃肠道休息。胃肠炎时肠黏膜水肿充血，因此要吃些清淡易消化的食物，让胃肠道得以休息，有利于恢复。

⑤按时服药。根据孕妇的情况，医生可能会开些药物，一般孕妇的药物对胎儿无害，应遵医嘱，认真服用，尽快恢复。

⑥多喝糖盐水。呕吐、腹泻之后很快会出现脱水，补充水分并非一味喝白开水，最好饮用含适当盐分、糖分及电解质的水溶液，如果拼命喝白开水就会导致体内电解质不足，引发抽

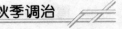

搐现象。药店里能买到补液盐可回家自己冲服。

⑦恢复期及时补充维生素 C。维生素 C 对胃有保护作用,胃液中保持正常的维生素 C 含量,能有效发挥胃的功能,保护胃部和增强胃的抗病能力。因此,要多吃富含维生素 C 的蔬菜和水果。

5. 秋冬季好发胃出血

胃出血俗称上消化道出血,40％以上是由胃、十二指肠溃疡所致,工作过度劳累、日常饮食不规律、情绪异常紧张等有消化道病史的人群容易发病;其次是急性出血性胃炎导致的胃出血。这两种原因导致的胃出血大部分经过正规治疗后都能得到有效救治。另外,肝硬化导致的胃出血,是因食管胃底静脉曲张所致,如果再食用粗糙食物、情绪过度刺激,食管胃底的静脉血管爆裂就会发生大出血。胃出血的死亡率高达 10％。

胃出血轻者没有什么明显症状,或仅有胃烧灼感或反酸,有时呕出一些黑色胃内容物,粪便发黑,检验粪便"隐血试验阳性"。病程一长,血常规检验可显示贫血。年轻人胃出血多是胃炎或胃及十二指肠溃疡所造成。重者,胃出血后因血液刺激引起恶心呕吐的,便可有呕血表现。若出血后立即呕出,血液呈鲜红色;若血液在胃内停留一段时间,经胃酸作用后再呕出,则呈咖啡样的棕褐色。血液除吐出外,更多的是从肠道排出。由于血红蛋白经肠内硫化物作用形成黑色的硫化铁,所以排出的血液一般都是柏油样黑粪。只有当出血量大,血液在肠道内通过很快时,排出的血液才呈暗红色,或偶尔呈鲜红色。一般而言,当出血量大时,有黑粪又有呕血;当出血量小时,常常仅有黑粪。如果出血部位在十二指肠,呕血较少见。出血引起的全身症状:若出血速度慢,量又少,一般无明显全身症状,仅在长时间出血后出现贫血;若出血量多又快,则可出现心慌、出冷汗和面色苍白,甚至血压下降等急性失血表现。胃镜检查对出血部位与病因常可作出迅速而正确的诊断,已列为首选检查方法。

秋末冬初,消化道溃疡容易复发和活动,一旦病灶内的血管受炎症或溃疡侵蚀,管壁的牢固度就会降低,再加上受气候变冷影响,血管内的压力增加,自然十分容易导致血管破裂引起出血。这就是秋末冬初容易发生胃出血的原因。为防止胃出血,消化道溃疡患者每到秋冬季都应加强治疗(千万别贸然停药),注意休息和饮食。

6. 戒掉烟保护胃

吸烟易致肺癌的道理人人都知道,但吞云吐雾也会伤及胃部,增加胃癌的患病率却鲜为人知。

其实道理很简单,因为烟雾会随吞咽动作进入胃部,其有害物尼古丁将直接刺激胃黏膜,使得黏膜下血管收缩、痉挛,胃黏膜出现缺血、缺氧的症状,形成胃部溃疡,进而导致糜烂性胃炎、萎缩性胃炎,这些都属于胃癌典型的癌前病变。

同时,烟雾中的尼古丁、二级胺、二乙胺等物质,吸入胃内后不易排出,而被胃黏膜大量吸收,并在胃酸的作用下合成致癌物亚硝胺类,促使胃癌发生。尼古丁还会使幽门括约肌松弛,让胆汁及十二指肠液反流入胃,但胆汁中的胆酸对胃黏膜有很大的损害作用,同样会引起胃黏膜糜烂、出血等癌前病变。

若患萎缩性胃炎、胃溃疡、胃多发性腺瘤性息肉的人,再难也要戒烟,以消除癌前病变。因为早期胃癌多无明显症状,平时胃部没有任何不适的"老烟枪"们，如果出现酷似胃炎或胃溃疡的症状，如腹胀、隐痛、泛酸、嗳气、恶心，偶有呕吐、食欲减退、黑粪等，要及时到医院检查，以判定是否是胃癌。

7. 入秋养胃四宝

秋季暖胃有如下四宝。

（1）南瓜：滋养肠胃。南瓜性温，味甘。南瓜中含有丰富的果胶成分，能黏结和消除体内细菌毒素和其他有害物质，保护胃部不受刺激。早餐煮粥时放几块南瓜，或者在晚餐桌上加一道南瓜粉丝汤，简单方便。

（2）胡萝卜：增强脾胃抵抗力。胡萝卜味甘平，食之补脾健胃。胡萝卜素属脂溶性，与肉一起炖最合适，既达到暖胃目的，又吸收了炖肉的香气，味道更好。

（3）甘蓝：修复胃黏膜组织。甘蓝不仅能抵抗胃部溃疡、保护并修复胃黏膜组织，还可以保持胃部细胞活跃旺盛，降低病变的概率。这道暖胃蔬菜重点推荐给患胃溃疡及十二指肠溃疡的人，可以榨汁饮用，做蔬菜沙拉等。

（4）红薯：补中暖胃。《纲目拾遗》记载，红薯"补中，暖胃，肥五脏"。吃法上可以煮粥，也可以蒸、烤等。但是，红薯不推荐给糖尿病患者食用。

8. 养胃食谱

木瓜鲩鱼尾汤

用料：番木瓜1个，鲩鱼尾100克。

制法：番木瓜削皮切块。鲩鱼尾入油煎锅片刻，加番木瓜及生姜片少许,放适量水,共煮 1 小时左右。

功效:滋养、消食。对食积不化、胸腹胀满有辅助疗效。

食物功效:番木瓜的木瓜蛋白酶有助于食物的消化吸收,对消化不良、痢疾、胃痛、胃溃疡、十二指肠溃疡等均有疗效;番木瓜的脂肪酶,可分解脂肪成脂肪酸,有利于对食物中的脂肪消化吸收;木瓜蛋白酶还能够促进和调节胰液的分泌,对胰腺功能不全引起的消化不良有治疗作用。鲩鱼,味甘、性温,功能暖胃和中,消食化滞。

参芪猴头炖鸡

用料:猴头菌 100 克,母鸡 1 只(约 750 克),黄芪、党参、大枣各 10 克,姜片、葱结、绍酒、清汤、淀粉各适量。

制法:将猴头菌洗净、去蒂,水泡发胀后将菌内残水挤压干净,以除苦味,再切成 2 毫米厚片待用。把母鸡去头脚,剁方块,放入炖盅内,加入姜片、葱结、绍酒、清汤,上放猴头菌片和浸软洗净的黄芪、党参、大枣,用文火慢慢炖,直至肉熟烂为止,调味即成。

功效:补气健脾养胃。

食物功效:猴头菌又名猴头菇,有助消化及利五脏的功能。适用于消化不良、胃溃疡、十二指肠溃疡、慢性胃炎、胃窦炎、胃痛、胃胀及神经衰弱;母鸡益气养血,健脾胃,疗虚损,善补五脏;黄芪能补气固表,敛疮生肌,促进造血,抗溃疡、抗炎等;党参补中益气,益血生津;大枣能健胃补血,滋养强壮。

砂仁黄芪猪肚

用料:砂仁 6 克,黄芪 20 克,猪肚 1 个。

制法:猪肚洗净,将砂仁、黄芪装入猪肚内,加水炖熟,调味食用。

功效:益气健脾,消食开胃。适用于脾胃虚弱之食少便溏,胃脘疼痛。可用于胃下垂及慢性胃炎病人。

食物功效:砂仁能行气和胃,醒脾,用于胃呆食滞。临床服用砂仁适量,具有促进消化液分泌和增强胃肠蠕动的作用。猪肚能健脾胃,补虚损。

黄芪内金粥

用料:生黄芪 12 克,生薏苡仁、赤小豆各 10 克,鸡内金粉 7 克,金橘饼 1 个,糯米 80 克。

制法:将生黄芪加水煮 20 分钟,取汁,加入薏苡仁、赤小豆、糯米煮成粥,加入鸡内金粉即可。

功用:消食和胃。用于脾虚湿滞食停所致的脘腹胀闷,食欲不振,体困便溏等。

食物功效:黄芪能补气固表,敛疮生肌;薏苡仁健脾渗湿,除痹止泻;赤小豆能利湿退黄,清热解毒;鸡内金消食健脾,能使胃液分泌量及酸度增加,胃的运动功能增加,排空加速;糯米能补中益气。

淮山蜂蜜煎

用料:淮山药 30 克,鸡内金 9 克,蜂蜜 15 克。

制法:淮山药、鸡内金水煎取汁,调入蜂蜜,搅匀,每日 1 剂,分 2 次温服。

功用:健脾消食。用于脾胃虚弱,运化不健之食积不化,食欲缺乏等。

食物功效:淮山药能健脾补肺,固肾益精,用于消化不良,小儿厌食症;淮山药所含消化酶,能促进蛋白质和淀粉的分解,故有增进食欲的作用。蜂蜜能补中益气,润肠通便,对创面有收敛、营养和促进愈合作用。

9. 按"口感"来调胃

秋季是胃病的高发期,也是慢性胃炎患者关键的调养期,根据门诊常见症状和中医辨证,将其分为 4 类,患者可根据"口感"来选择食疗方。

(1)口里发苦、有异味、口干:为肝胃郁热型,可以选用具有清肝泻火作用的龙胆泻肝丸、消食导滞作用的沉香化滞丸。多吃"三瓜":每天要进食适量蔬菜水果,如苦瓜、黄瓜、丝瓜等清热泻火通便食物。可将丝瓜切成小块,加调料做汤。脸上长痤疮者,可常食"瘦肉炒三瓜"。具体做法:先将 50 克猪肉煸炒至半熟,再依次将苦瓜、丝瓜、黄瓜各 100 克下锅同炒。

(2)口里泛酸水、不想吃东西:为脾胃不和型,可以选用具有消胀除满、导滞消积作用的香砂养胃丸和六味安消胶囊。发病期间可多喝些白萝卜汤,或将萝卜切细丝,加花椒、大茴香炒炖,至软烂食用。对于胃酸分泌过多者,应禁用肉汤,可喝牛奶、豆浆以中和胃酸,也可将肉类煮熟去汤后再烹制。

(3)口干咽燥、吃东西没滋味:为胃阴亏虚型,可以选用具有滋阴养胃作用的养胃舒颗粒。多吃酸味食物:发病期间可喝些肉汤、鸡汤等,或带酸味的水果、果汁,以刺激胃液分泌,帮助消化。萎缩性胃炎患者不妨喝些酸奶,因酸奶中的磷脂类物质会紧紧吸附在胃壁上,对胃黏膜起保护作用。长期调理者,建议煮粥时常加些沙参、玉竹、山药等生津健脾药。如

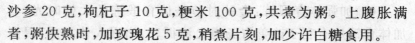

沙参20克,枸杞子10克,粳米100克,共煮为粥。上腹胀满者,粥快熟时,加玫瑰花5克,稍煮片刻,加少许白糖食用。

(4)食欲差、乏力怕冷、苔白:为脾胃虚寒型,多见于年老体弱或胃病日久不愈者。可以选用具有温胃止痛作用的温胃舒、附子理中丸。多吃砂锅炖菜,饭菜要做得软烂,易消化且富含营养,防止贫血和营养不良。值得一提的是,脾胃虚寒者应少吃生冷和含纤维过多的食物,如芹菜、韭菜等。此外,还可采用按压足三里穴止胃痛的方法,按压该穴对因受寒或饮食所伤引起的胃痛可起到缓解的效果。具体方法:用双手拇指指腹稍用力分别对准双腿足三里穴,先按顺时针方向旋转点揉60圈,再逆时针方向点按60圈,然后用双手拇指指腹从双腿足三里穴自上而下擦按,至局部皮肤有热感为度。按此方法,每天进行2~3次。连续2~3日,胃痛症状可缓解或消失。

10. 秋凉胃里需"暖和"

每逢秋凉时节,一些原来患有胃病的人常易复发,严重者还会引起胃出血、胃穿孔。医疗气象学研究认为,这是由于气温、空气湿度,气流等气象要素变化较大引起的。入秋以后,特别是在深秋时节,北方来的冷空气不断向南侵袭,人体受到冷空气刺激后,血液中的化学成分组胺增多,胃酸分泌大量增加,胃肠发生痉挛性收缩,抵抗力和适应性随之降低。

因此,天气转凉后需预防胃病复发,其要点如下。

(1)防止腹部受凉:俗话说"一场秋雨一场寒,十场秋雨要穿棉"。要随气候的变化,适时增加衣服,夜间睡觉时要盖好被子,以防止腹部着凉,导致胃病复发。

(2)加强体育锻炼:金秋时节是体育锻炼的大好时光,参加体育锻炼有利于改善胃肠道血液循环,增强人体素质,提高对气候变化的适应能力,减少发病的机会。

(3)注意饮食调养:胃病患者的饮食应以温软淡素为宜,做到少吃多餐、定食定量,使胃中经常有食物中和胃酸。同时,还应注意进食时细嚼慢咽,以利于消化吸收,减轻胃肠负担。

(4)讲究心理卫生:人们要经常保持精神愉快,情绪乐观,心理健康,避免焦虑、恐惧、紧张、忧伤等不良因素的刺激。

(5)避免药物刺激:临床实践证明,某些中西药物的刺激,可使溃疡面扩大,病情加重。因此,应禁服泼尼松、地塞米松、阿司匹林、保泰松、吲哚美辛,以及中药防风、威灵仙等对胃黏膜有强烈刺激性的药物。如因病需要服用这些药物时,应饭后服用,或同时加用治疗胃病的药物,如雷尼替丁、西咪替丁等。

11. 胃炎患者九类美食要少吃

油炸食品、巧克力、冰激凌、奶油土豆泥、柑橘汁……这些广受大众喜爱的美食,其实并不适合每个人。如果平时肠胃就比较脆弱,特别是有胃炎的患者,建议看看最新公布的9种最难消化的食物应该怎么吃。

(1)油炸食物:像炸鸡块、炸薯条之类的油炸食物,不可避免是富含油脂和高脂肪的,而这两种物质堆积在胃里就会造成疾病。油脂在高温下会产生一种叫"丙烯酸"的物质,这种物质很难消化。如果你已经患有胃肠炎等方面的疾病,那么尤其要注意少吃多油、多脂的油炸食品,否则会引起一些不适

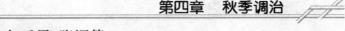

症状,比如反胃、腹泻等。

食用小贴士:其实要满足口腹之欲,放弃油炸也能获得可口的感觉,如想获得咯吱咯吱的享受,吃咸味薯片肯定是不健康的,但是可以寻找制作土豆片的其他方法,如烘焙而不是油炸,或选择吃低脂或无脂食品,如脆饼干、空心的爆米花等。

(2)刺激性食物:红辣椒或墨西哥胡椒能刺激食管的内壁,吃完后会有种令人讨厌的"心"痛,并且增加胃的负担。即使你想加一些酸奶油使它变凉,你仍然能获得同样的刺激。而且,加上酸奶油之类的东西反而会遭受其他的不良反应。

食用小贴士:对于肠胃不好或是身体燥热的人来说,如果实在拒绝不了辛辣食物的诱惑,不妨选择一些微辣的食品,少吃青、红辣椒。

(3)巧克力:大量食用巧克力不但会带来多余的热能,而且遭受胃食管反流病折磨的人都经历过食用巧克力后带来的难受刺激。这是因为巧克力会引起下食管括约肌的放松,使得胃酸回流,刺激食管及咽部。

食用小贴士:在巧克力品种的选择上,最好是黑巧克力。这是因为,黑巧克力含有钙、磷、镁、铁、铜等多种对人体有益的矿物质,在所有巧克力中是含糖量和脂肪量最低的。此外,黑巧克力还有降血压、预防动脉粥样硬化的作用。但是,再好的东西也不能吃太多,每天最多只能吃两小块。

(4)酸性饮料:酸性饮料能够刺激胃,使感觉神经受到刺激,刺激的部位就会变得红肿。如果你早晨起来后,第一件事就是喝下一大杯柑橘汁会提高胃肠内的酸性。如果此时你喝的是含有高浓度果糖的甜柠檬水,那就更要注意了,因为摄入过量的糖会造成腹泻。

食用小贴士：柑橘汁含有大量的维生素C，适宜经常饮用，只要选对饮用的时间就不用担心刺激胃的问题了。饮用柑橘汁之类酸果汁的最佳时间是随餐，或者在两餐之间。

（5）土豆及其制品：土豆是低热能、高蛋白，含有多种维生素和微量元素的食品，被称为理想的减肥食品。似乎没有东西比一碗土豆泥更受人们欢迎的了。这就是为什么当提到所谓的"方便食物"时，土豆泥总被列为榜首的原因。但加有奶油或奶酪的土豆泥就没有想象中那么好了。在美国，有3 000万～5 000万乳糖不耐受的人，他们就不适合享用奶油土豆泥。这是因为，土豆泥里加的牛奶、奶油或乳酪，会让人的胃很难受。

食用小贴士：最好不要购买外卖的土豆泥，自己在家完全可以用新鲜的土豆蒸或煮出不添加任何作料的纯味土豆泥。

（6）辛味食品：洋葱、大蒜、韭菜：洋葱、大蒜、韭菜里面充满了多种营养元素，它们对健康大有裨益，如保护心脏，但是它们也会导致肠胃不适，如胀气、腹部绞痛等。但是，通过烹饪似乎可以使引起肠胃不适的营养混合物不起坏的作用。

食用小贴士：美国营养学专家玛丽赖安建议，吃这些食物时可以用生熟混合的烹饪方法，这样可以使你不仅能收获健康，还避免遭受负面的影响。

（7）生冷食物：没有一种迅速的方法能测定你是不是乳糖不耐受，只有等你坐下来吃一大碗的冰激凌才能知道。当你腹胀、腹部绞痛、胀气时，这些身体的反应就是告诉你要远离这些富含乳制品的食物。像冰激凌、冰棍、冰冷饮料等生冷食物如果吃得过多，就会影响肠胃功能的正常运转，造成食物很难消化，容易损伤脾胃。吃的时候虽然美味无穷，但之后却会导致食欲下降,也会刺激脾胃,形成腹胀、腹痛的恶性循环。

食用小贴士:如果你不想放弃凉爽的冰冻食品,那么唯一的解决办法就是改吃无乳糖的冰冻食物,如使用豆类、米粉煮成的糊糊。但是,即使你不是乳糖不耐受,冰激凌里面含有的大量脂肪也会在胃内滞留的时间长于其他食物。因此,生冷的食物最好少吃或者不吃。

(8)高纤维食物:西蓝花和卷心菜都是"十字花科"蔬菜中的佼佼者,不但富含大量维生素和膳食纤维,还有防癌、抗衰老的功效。但即使富含膳食纤维和多种营养素,这些蔬菜也不能完全认为是健康的。因为高纤维的蔬菜能帮助撑大你的胃容量,容易导致肠胃内多余的气体累积。

食用小贴士:解决问题的方法很简单,只要在吃之前,将它们在热水中焯一下,使其变软,这样便可以使产生气体的硫黄混合物失去作用。这两种蔬菜最适合凉拌和烹炒。

(9)豆类及其制品:豆类在引起消化不良方面可谓声名狼藉。豆类所含的低聚糖如水苏糖和棉籽糖,被肠道细菌发酵,能分解产生一些气体,进而引起打嗝、肠鸣、腹胀、腹痛等症状。严重消化性溃疡病人不要食用豆制品,因为豆制品中嘌呤含量高,有促进胃液分泌的作用。急性胃炎和慢性浅表性胃炎患者也不要食用豆制品,以免刺激胃酸分泌和引起胃肠胀气。

食用小贴士:以汤的形式烹饪豆类,对消化这类食物是有帮助的,通过补充水分,有助于消化豆里面含有的大量纤维,或者延长烹饪时间。另外,就是要逐渐把豆类食品增加到饮食中,这样会慢慢增加消化豆类所用酶的需求,而不会出现不良反应。

12. 得了胃炎要远离油炸食品

像炸鸡块、炸薯条之类的油炸食物不可避免是富含油脂和高脂肪的,而这两种物质堆积在胃里就会造成疾病。油脂在高温下会产生一种叫"丙烯酸"的物质,这种物质很难消化。

(1)油炸食品的卫生问题首当其冲:特别是在卫生标准没有规范的中国。许多油炸的原材料都是快坏或者已经坏了的;许多恶劣的街头摊贩经常使用地沟油来炸制食品;还有些商贩即使是使用合格食用油,但他们为了节约成本常常将油反复高温加热使用,使油脂炸焦变黑,这无疑增加了致癌物和有害物质的含量。

(2)油脂反复高温加热会产生有毒有害物质:因为油脂反复高温加热后,其中的不饱和脂肪酸经高温加热后所产生的聚合物(二聚体、三聚体)毒性较强。大部分油炸、烤制食品,尤其是炸薯条中含有高浓度的丙烯酰胺,俗称丙毒,是一种致癌物质。常吃油炸食物的人癌症发病率远远高于不吃或极少进食油炸食物的人。世界癌症研究基金会也明确建议,日常饮食中最好不吃腌制、辛辣、熏制、油炸食品。

(3)各种营养素被严重破坏:高温使蛋白质炸焦变质而降低营养价值,高温还会破坏食物中的脂溶性维生素,如维生素A、胡萝卜素和维生素E,妨碍人体对它们的吸收和利用。

(4)油炸食物脂肪含量多,不易消化:常吃油炸食物会引起消化不良,以及饱食后出现饱胀,甚至恶心、呕吐、腹泻、食欲缺乏等。常吃油炸食品的人由于缺乏维生素和水分,还会容易上火,引起便秘。

13. 胃炎患者需远离剩饭

在过去生活条件不好的时候,很多家庭都会保留剩饭,甚至是热了上顿热下顿。其实现在才知道,剩饭除了能满足肚子不饿,实在是没有什么营养价值了。特别是经常吃,就很容易得胃病。因此,有胃炎千万要远离剩饭,因为总吃剩饭胃炎就会反复发作。

我们常吃的米饭中所含的主要成分是淀粉,淀粉经口腔内的唾液淀粉酶水解成糊精及麦芽糖,经胃进入小肠后,被分解为葡萄糖,再由肠黏膜吸收。淀粉在加热到60℃以上时会逐渐膨胀,最终变成糊状,这个过程称为"糊化"。

人体内的消化酶比较容易将这种糊化的淀粉分子水解。而糊化的淀粉冷却后,会产生"老化"现象。老化的淀粉分子若重新加热,即使温度很高,也不可能恢复到糊化时的分子结构,人体对这种老化淀粉的水解和消化能力都大大降低。所以,长期食用这种重新加热的剩饭,容易发生消化不良,甚至导致胃病。

另外,含淀粉的食品最容易被葡萄球菌污染,这类食品又最适合葡萄球菌生长、繁殖,因此吃剩饭易引起食物中毒。轻者出现恶心、呕吐、腹痛、腹泻;重者会剧烈腹泻、脱水,因此休克的现象也曾发生过。

如果做的饭多了,首先将剩饭松散开,放在通风、阴凉的地方,待温度降至室温时,再放入冰箱冷藏。剩饭的保存时间以不隔餐为宜,早剩午吃,午剩晚吃,尽量将时间缩短在5~6小时。吃剩饭前要彻底加热,一般在100℃下加热到30分钟即可。

14. 胃炎秋季精神调治

秋季的精神调养在于培养乐观情绪,保持内心平静,收敛神气,为冬令阳气潜藏做准备。

秋风肃杀,落叶飘零,触景生情,易增忧伤。忧伤容易伤肺,肺气虚后,机体对不良刺激的耐受性下降,耐受性的下降进一步促使伤感、悲秋情绪。《黄帝内经》中提出"春夏养阳,秋冬养阴"的养生原则,这对精神调养也适合。中医学认为心藏神,神安则寿。若不知调摄精神,则精血渐衰,形体耗败,老衰立至。秋冬之时调养精神以养其阴就显得格外重要,要求做到安然恬静,虚怀若谷,无过多奢望,无过度思虑,尤其不宜动怒。怒则气机上逆,每易耗伤肝血,损及阴精,甚则阳亢化风,而容易诱发眩晕、脑卒中等病症。遇事冷静处理,以保养阴精。根据个人的兴趣、爱好、专长,不断丰富生活内容。金秋十月,与农民一起享受丰收的喜悦;琴、棋、书、画,自得其乐。精神调养上要掌握主动权,要多想高兴的事,多做高兴的事。

15. 胃炎秋季起居调养

秋季,自然界的阳气由疏泄趋向收敛,起居作息要做相应的调整。"早卧早起,与鸡俱兴。"意思是在秋天要早点睡觉,早点起床。因为秋天晚风凉,人由夏时而来,尚不能完全适应,故而早卧,既顺应阳气之收,又避免冷气入中。早起,可使肺气得以舒展,且防阳气收之太过。在秋季,还要注意衣服的增减。初秋季节虽然还有一段比较炎热的日子,但早晚却是凉风习习。因此,立秋之后就不要再经常赤膊露体,随时防止凉气的侵袭。民间说的"白露不下露",也就是这个意思。当然,也要避免一下子衣服穿得太多,捂得太严,对于青少年,宁可让其"冻一冻",以增强其耐寒能力。到了深秋季节,风大转凉,则宜及时增加衣服,体弱的老年人和儿童更应注意。

三、慢性胃炎的药物治疗及预防

慢性胃炎系指不同病因引起的各种慢性胃黏膜炎性病变,并且随着年龄的增长发病率逐渐增高。本病的发病率在各种胃病中居首位,男女老少均可罹患,而且病程长,易复发,对健康影响甚大。自纤维内镜广泛应用以来,对本病的认识有明显提高。慢性胃炎通常按其组织学变化和解剖部位进行分类,近年来还参照免疫学的改变,简略分为非萎缩性胃炎(以往称浅表性胃炎)、萎缩性胃炎和特殊性胃炎。

1. 引起慢性胃炎相关的因素

慢性胃炎的致病因素迄今尚未完全明了,经研究发现,几乎任何能影响机体的因素都能引起慢性胃炎。其中比较明确的病因有:①细菌、病毒及毒素。②鼻腔、口腔、咽部慢性感染。③吸烟。④药物。⑤刺激性食物。⑥循环及代谢功能障碍。⑦胆汁或十二指肠液反流。⑧幽门螺杆菌(HP)感染。⑨身心及精神因素。

2. 慢性胃炎缺乏特异性临床症状

大多数患者常无症状或有程度不等的消化不良症状,如上腹隐痛、食欲缺乏、餐后饱胀、反酸等。萎缩性胃炎患者可有贫血、消瘦、舌炎、腹泻等，个别伴黏膜糜烂者上腹痛较明显，并可有出血。症状常常反复发作，无规律性腹痛，疼痛经常出现于进食过程中或餐后。疼痛部位多位于上腹部、脐周，部分患者部位不固定，轻者为间歇性隐痛或钝痛，严重者为剧烈绞痛。常伴有食欲缺乏、恶心、呕吐、腹胀，常影响营养状况及生长发育。胃黏膜糜烂出血者伴呕血、黑粪。

3. 慢性胃炎的治疗策略

(1)非萎缩性胃炎：在所有人群中，70%有不同程度的非萎缩性胃炎，但很多人并没有症状。非萎缩性胃炎是所有胃炎中最轻的一种，如未出现症状，一般通过预防即可缓解，教育患者不吃或少吃辛辣、刺激性食物就可以了。

(2)萎缩性胃炎：萎缩性胃炎多见于中老年人，>70%的老年人都有不同程度的萎缩性胃炎，但不一定发病，可以没有症状，多半是腺体萎缩的一个退行性改变。确诊为萎缩性胃炎后，要保持良好的心态，教育患者不必过度恐惧癌变，因为从萎缩性胃炎到癌变是一个非常漫长的过程，癌变率非常低。禁忌饮酒、吃辛辣等刺激性的食物。

药物治疗：①抗酸。服用胃蛋白酶合剂，10 毫升/次，3次/日，亦可选用多酶片(DPP)或胰酶片治疗，以改善消化不良症状。②抗 HP 治疗。慢性萎缩性胃炎时，胃酸降低或缺乏，胃内细菌滋生，尤其是检出 HP 阳性率很高。因此，应用抗生素类药物结合三联抗 HP 治疗对促进慢性萎缩性胃炎的症状改善有一定疗效。③抑制胆汁反流和改善胃动力。考来烯胺(消胆胺)可结合反流至胃内的胆盐，防止胆汁酸破坏胃黏膜屏障，可 3～4 克/次，3～4 次/日服用。硫糖铝可用于治疗胆汁反流,方法为 0.5～1 克/次,3 次/日。甲氧氯普胺、多潘立酮、西沙必利等药可增强胃蠕动,促进胃排空,协助胃、十二指肠运动,防止胆汁反流,调节和恢复胃肠运动。

(3)胆汁反流性胃炎:在胃炎患者中,胆汁反流性胃炎非常多见,常见于胃大部分切除术后、胆结石、胆囊炎、消化性溃疡的患者,以上情况可造成胆汁、胰液和其他消化液反流胃里,灼伤胃黏膜,引起充血、水肿。在生活上应注意不吃或少吃高糖食物,因这些高糖食物可产酸、产气,从而加重腹胀。并注意情绪的调控,否则会加重肝瘀气滞的症状。

药物治疗:①黏膜保护药。铝碳酸镁、硫糖铝都属良好的黏膜保护药。铝碳酸镁可持续结合胃内胆酸,削弱胆酸对胃黏膜的攻击力,阻止胆酸和溶血卵磷脂对胃黏膜的损伤,又可中和胃酸。硫糖铝是一种价廉物美的适宜药物。熊去氧胆酸通过抑制胆酸的合成,可减轻胃黏膜损伤,但实际应用者不多。其他还包括枸橼酸铋钾胶囊、胶体果胶铋等铋制剂、麦滋林-S 等。②促胃动力药。包括多潘立酮、西沙必利、莫沙必利等,通过增强幽门和食管下段括约肌张力,加强幽门的控制作用,加速胃排空,抑制十二指肠液反流,还可减少胆汁和胰液的分泌。③质子泵抑制药(PPI)。包括奥美拉唑、雷贝拉唑等抑酸药,抑制胃酸分泌,降低胃内酸度。其他尚可选用价廉的 H_2 受体拮抗药(H_2RA)雷尼替丁、法莫替丁等,但效果较差。

(4)糜烂性胃炎:糜烂性胃炎是一种特殊型胃炎,要及早治疗,控制不好极易形成溃疡。确诊患者应戒烟,忌食一切辛辣、刺激的食物,夏天不能喝冰镇的饮料、啤酒及其他酒类,不要进食过硬及香、脆、油煎的食物,不宜喝浓茶。

药物治疗包括胃黏膜保护药、质子泵抑制药等药物。

4. 常见治疗慢性胃炎的药物

(1)促胃动力药:主要用于胃动力异常,以上腹饱胀、恶心或呕吐、早饱等为主要症状的患者,包括食管下段括约肌无力、食管排空障碍、胃排空延迟者,也用于预防或减少胆汁反流。胃肠动力失调与慢性胃炎互为因果,促进胃排空有利于改善症状和防止复发,如多潘立酮、甲氧氯普胺、伊托必利、莫沙必利等药物。

(2)抑酸药(抗胃酸分泌的药物):适用于存在胃黏膜糜烂或以胃烧灼感、反酸、上腹饥饿痛为主要症状的患者。对于无酸或胃酸偏低的患者无须使用。包括 PPI、H_2RA,其有利于减轻胃黏膜损伤和促进炎症修复。

(3)抗酸药:与抑酸药的适应证相同。常用碳酸钙、铝碳酸镁、氧化镁、氢氧化铝等含有阳离子的药物,常与胃黏膜保护药、抑酸药合用,可快速缓解症状。但作用时间较短,且大都无黏膜愈合作用。

(4)胃黏膜保护药:适用于存在胃黏膜糜烂、出血和消化不良症状明显者。伴有胆汁反流者可应用有结合胆酸作用的胃黏膜保护药物和(或)促动力药,如铝碳酸镁、硫糖铝、瑞巴派特、替普瑞酮及铋制剂。

(5)助消化药:使用消化酶制剂可改善消化不良的症状,如复方胰酶、胃蛋白酶制剂及益生菌制剂等。

(6)其他药物:抗抑郁药和镇静药、抗胆碱药等。

5. 慢性胃炎的预防

随着现代医学的迅速发展,膳食营养及心理健康教育与

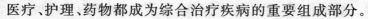

医疗、护理、药物都成为综合治疗疾病的重要组成部分。

（1）保持心情和精神愉快：教育易患人群进餐时要放松，切勿生气，避免压力、紧张、焦虑、忧郁，保持乐观豁达的情绪，以促进胃的调节和保护功能；注意休息、生活有节、劳逸结合，可以有效改善症状，还能防癌抑癌。

（2）戒烟忌酒：吸烟能使胃黏膜血管收缩导致胃黏膜循环障碍，从而造成营养缺乏，还可使幽门括约肌松弛，导致胆汁反流而削弱胃黏膜屏障和引起胃酸分泌。因此，不但要教育患者戒烟，医生自己也要起到以身作则的模范作用，倡导全人群的戒烟行动。酒精可直接损伤胃黏膜，引起黏膜充血、水肿、糜烂，要告诫患者少饮或者不饮酒。

（3）慎用、忌用对胃黏膜有损伤的药物：患者如果必须应用这些药物时，一定要饭后服用，或者同时服用抗酸药及胃黏膜保护药，以防止对胃黏膜的损害。

（4）饮食要节制：应尽量避免过酸、过辣等刺激性食物，以及生冷、含纤维过多、硬质粗糙、过咸、油腻不易消化的食物。因为长期食用对胃黏膜有强烈刺激的食物，会使黏膜充血加重炎症，还会刺激胃液分泌，加重胃痛。

切忌暴饮暴食，每餐以八成饱为宜。饮食按时定量、营养丰富，做到定时进餐，根据自身情况少量多餐每天 3～5 餐，可中和胃酸，减少胃酸对病变的刺激，又可供给营养，有利于炎症的修复和愈合。

四、胃炎秋季饮食调养

中医学认为，燥为秋季的主气，称为"秋燥"，其气清肃，其性干燥。燥邪伤人，容易耗人津液，所谓"燥盛则干"，津液既耗，必现一派"燥象"，常表现为口干、唇干、鼻干、咽干、舌干少津、大便干结、皮肤干燥，甚至皲裂。燥邪犯肺，容易发生咳嗽或干咳无痰、口舌干燥等症。故在饮食调养上要以防燥护阴、滋阴润肺为准则。

元代著名营养学家忽思慧在《饮膳正要》中说："秋气燥，宜食麻以润其燥。"事实证明，多食芝麻、核桃、糯米、蜂蜜、乳品、雪梨、甘蔗等食物，可以起到滋阴润肺养血的作用。由于气候干燥，故应尽量少吃辛辣之品，遵守"少辛增酸"的原则，如葱、蒜、姜、茴香、辣椒等要少吃，而柑橘、山楂、苹果、梨、葡萄等新鲜瓜果蔬菜可多吃。要多喝开水、淡茶、豆浆、乳制品、果汁饮料等，这样可起到益胃、生津的功效。老年胃弱的人，可采用晨起食粥法，如选食百合莲子粥、银耳冰糖糯米粥、杏仁川贝糯米粥、黑芝麻粥等。亦可烹制杏仁猪肺汤、罗汉果炖猪肺、贝梨（贝母和雪梨）炖猪肺、莲子百合炖猪肉、沙参炖肉等保健药膳服食。

1. 秋季养胃五谷饮食搭配好

五谷杂粮是人体补充热能必需的基础饮食，是维持生理活动最重要的营养来源。但现在很多人却觉得一碗米饭没什么营养，营养都在菜里，特别是那些正在减肥的美眉，干脆把米饭等主食给省了，完全用蔬菜和水果来代替。这样下去势必导致体内营养的失衡，危害到健康。

科学研究证明，一个人每天应该摄取 300～500 克的谷物，才能维持正常的生理功能。在一年之中，任何一个季节的饮食都离不开五谷杂粮，尤其是秋季干燥渐冷的气候对人体造成的影响,更需要这些五谷杂粮来抵御干燥,达到抗秋燥和养生保健的目的。

五谷杂粮的种类繁多,以下几种在秋季常用更能发挥其最大的功效。

(1)花生:花生是"十大长寿食品"之一,富含维生素、蛋白质、脂肪、维生素 B_2、不饱和脂肪酸和钙、磷等,《本草纲目》中记载:"花生悦脾和胃、润肺化痰、滋养补气、清咽止痒。"《药性考》中也说:"食用花生养胃醒脾,清肠润燥。"可见其对脾胃失调、咳嗽气喘、贫血、便秘、肠燥等都有很好的治疗作用,是一种老少皆宜的食品。花生在食用时要连着外皮一起吃,这样既能补虚又能止血,尤其适合妇女孕期、手术病人恢复期和病后体虚的人食用。

(2)红薯:红薯被人们称为"土人参",是一种味美价廉的长寿食品。其味甘性平微凉,能够生津止渴、润肺滑肠、补脾益胃、通利大便,还具有抗癌作用。红薯是低热能、低脂肪的食品,还能阻止糖类变成脂肪,在秋季食用能够起到减肥的作用。但是红薯不可一次食用过多,否则会出现胃烧灼感、腹胀排气等症状,糖尿病患者、胃溃疡和胃酸过多的人也不宜食用。

(3)芝麻:《神农本草经》中说,芝麻能够"补五内、益气力、长肌肉、填精益髓"。芝麻中的维生素 E 能防止过氧化脂质对皮肤的危害,治疗各种皮肤的癌症,使皮肤更加白皙光泽,其养血的功效对皮肤粗糙、干燥也有很大的改善作用。秋季气候比较干燥,此时多食用一些芝麻会使皮肤变得细腻光滑,红润光泽,并且吃多了也不用担心会发胖,减肥的美眉可以放心食用。

除了以上几种杂粮外,大米、小米、糯米、玉米、黑豆等也是非常适宜在秋季食用的。

2. 得了急性胃炎该怎么吃

(1)急性发作时最好用清流质饮食,如米汤、杏仁茶、清汤、淡茶水、藕粉、薄面汤、去皮大枣汤,应以咸食为主,待病情缓解后,可逐步过渡到少渣半流食,尽量少用产气及含脂肪多的食物,如牛奶、豆奶、蔗糖等。

(2)严重呕吐腹泻,宜饮糖盐水,补充水分和钠盐。若因呕吐失水及电解质紊乱时,应静脉注射葡萄糖盐水等溶液。

(3)腹痛剧烈时,应禁食水,使胃肠充分休息,待腹痛减轻时,再酌情饮食,应禁用生冷、刺激食品,如醋、辣椒、葱、姜、蒜、花椒等,也不要用兴奋性食品,如浓茶、咖啡、可可等。烹调时,以清淡为主,少用油脂或其他调料。

3. 不宜空腹吃柿子

勿空腹吃东西,这一条已成为了大多数食物的食用禁忌,至于为什么不能空腹吃柿子,那是因为柿子含有大量的鞣酸和果胶,空腹状态下它们容易在胃酸的作用下变成大小不等的硬块。如果这些硬块不能及时从胃里排出,就会沉到胃中形成胃柿石。长此以往,小小的石头越积越大,问题就会越来越严重,慢慢造成消化道梗阻,出现上腹部剧烈疼痛、呕吐、甚至呕血等症状,不做手术就无法取出。如果胃里"有底",胃柿石就不会那么容易形成了。

柿子的皮到底要不要吃这也是大多数人纠结的一个问题,很多人崇尚一边吃柿子一边嚼柿皮。但是,柿子的皮最好不要吃。因为柿子的鞣酸大多都在柿子皮里。柿子皮嚼得多了，进入身体里的鞣酸也就多了，容易形成胃柿石。

用祖先的说法，螃蟹等水产品与柿子都属寒性食物，吃多了对身体不好，故而不能同食；用现代科学的说法，那是因为蛋白质在鞣酸的作用下，容易形成胃柿石。当然，这并不是说绝对不可以同食，只是这样吃既对健康有损害，又于营养无益。

4. 慢性胃炎秋季合理膳食

随着炎炎夏日的过去，人们的食欲也逐渐好了起来，"贴秋膘"也让人过足了口瘾。但是，由于长夏之时湿气太盛，立秋之后，脾胃功能尚未恢复，加之昼夜温差较大，所以这时候也常常是慢性胃病的高发季节。在此，就慢性胃炎患者如何合理膳食提出几点建议。

(1)宜用凉润之品：夏秋交接之日，暑气未除，燥气渐起，所以在饮食上宜多食一些凉润之品，如喝些绿豆汤，或者吃些莲子粥、薄荷粥等。此外，多吃一些新鲜水果、蔬菜，既可满足人体所需要的营养，又可补充经排汗而丢失的钾。但由于秋天气候逐渐转凉，阴气渐生，故不宜过于寒凉，如西瓜、梨、黄瓜等，由于其性味寒凉，多食可能伤及脾胃阳气，不利于补虚。

(2)宜用清补之品：俗话说"夏天过后，无病三分虚"，所以民间有"贴秋膘"的说法。但是，由于脾胃之气尚未完全恢复，且秋天主燥，故饮食上应少食用辛辣肥腻之品，多吃高蛋白食物及高维生素食物，如瘦肉、鸭肉、泥鳅、鸡、鱼、海参、动物肝肾等内脏，以及绿叶蔬菜、西红柿、茄子、大枣等，既能保证机体内各种营养素的充足，防止贫血和营养不良，又能弥补盛夏为了清热解暑饮食过于清淡的损耗。

(3)宜多喝水,吃酸味果蔬:燥是秋天的主气,秋燥之气最容易伤及肺胃,应慎防秋燥。因此,人们应少烟酒,多喝水,中医学认为酸味之品可以生津,故可适当吃一些酸味果蔬,如橘子、柠檬、猕猴桃和西红柿等。对于胃酸不足的患者,每餐最好吃 2～3 个新鲜山楂,以刺激胃液的分泌。

(4)注意食物酸碱平衡:当胃酸分泌过多时,可喝牛奶、豆浆,吃馒头或面包以中和胃酸;当胃酸分泌减少时,可用浓缩的肉汤、鸡汤、带酸味的水果或果汁,以刺激胃液的分泌,帮助消化。要避免食用引起腹胀气和含纤维较多的食物,如豆类和豆制品、蔗糖、芹菜、韭菜等。患有萎缩性胃炎的患者,宜饮酸奶。

5. 秋季补气健脾的食物

补气类食物有补益脾气、肺气、心气等的作用,宜于消除或改善气虚证。这里主要介绍补益脾气的食物。补气类食物在使用时,有时易致气机壅滞,出现胸闷、腹胀、食欲缺乏等现象,可适当配用行气类食物如橘皮,砂仁等。

(1)马铃薯(洋芋、土豆、山药蛋):味甘,性平。作用:补气健脾。宜于脾虚体弱,食欲缺乏,消化不良。但发芽的马铃薯芽与皮有毒,忌食。

(2)红薯(甘薯、地瓜、番薯):味甘、性平,归脾、胃经。作用:补脾胃,益气力,宽肠胃。宜于脾胃虚弱,形瘦乏力,纳少泄泻。多食易引起反酸胃烧灼感,胃肠道胀气。

(3)香菇:味甘,性平。作用:益胃气,托痘疹。宜于脾胃虚弱,食欲缺乏,倦怠乏力。属于发物,麻疹和皮肤病、过敏性疾病忌食。

(4)山药:味甘、性平,归脾、肺、肾经。作用:补气健脾,养

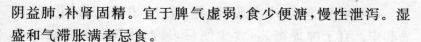

阴益肺,补肾固精。宜于脾气虚弱,食少便溏,慢性泄泻。湿盛和气滞胀满者忌食。

(5)栗子:味甘、性温,归脾、胃、肾经。作用:补脾健胃,补肾强筋,活血止血。宜于脾虚食少,反胃,泄泻。气滞腹胀者忌食。

(6)大枣(大枣):味甘、性温,归脾、胃经。作用:补益脾胃,养血安神。宜于脾胃虚弱,食少便稀,疲乏无力。气滞、湿热和便秘者忌食。

(7)鸡肉:味甘、性温,归脾、胃经。作用:补中益气,补精添髓。宜于脾胃虚弱,疲乏,纳食不香,慢性泄泻。实证、热证、疮疡和痘疹后忌食。

(8)兔肉:味甘、性凉。作用:补中益气,凉血解毒。宜于脾虚食少,血热便血,胃热呕吐反胃,肠燥便秘。虚寒、泄泻者忌食。

(9)牛肉:味甘、性平,归脾、胃经。作用:补脾胃,益气血,强筋骨。宜于脾胃虚弱,食少便稀,中气下陷,慢性泄泻。

(10)鳜鱼:味甘、性平,归脾、胃经。作用:补脾胃,益气血。宜于脾胃虚弱,食欲缺乏。虚寒证、寒湿证忌食。

(11)泥鳅:味甘、性平,归脾、肺经。作用:补中益气,利水祛湿。宜于中气不足,泄泻、脱肛。

(12)粳米(大米、硬米):味甘、性平,归脾、胃经。作用:补中益气,健脾和胃。宜于中气不足,倦怠乏力,食少便溏,脾胃不和,呕吐、泄泻。

(13)糯米(江米):味甘、性温,归脾、胃、肺经。作用:补中益气,补肺敛汗。宜于脾虚腹泻,近代用于慢性胃炎、消化性溃疡。黏滞难化,食积证、气滞证、湿证、脾虚胃弱及消化不良者忌食。

（14）扁豆：味甘、性微温，归脾、胃经。作用：健脾化湿，清暑和中。宜于脾虚湿盛，食少便稀，暑湿吐泻。气滞腹胀者忌食。

（15）豇豆：味甘、性平，归脾、肾经。作用：健脾补肾。宜于脾胃虚弱，腹泻，呕吐。气滞证和便秘者忌食。

（16）蜂蜜：味甘、性平，归脾、肺、大肠经。作用：补脾缓急，润肺止咳，润肠通便。宜于脾胃虚弱胃痛，津亏肠燥便秘，近代用于消化性溃疡。湿证、湿热证、胃胀腹胀、呕吐、便稀者忌食；不宜与葱、莴苣同食。

（17）姜：姜可以增强人体的免疫系统，能够镇咳、退热、减轻疼痛，还能有效抑制疾病。姜是一种很好的抗毒物质，能杀菌和抗真菌，是治疗风寒和流行性感冒的有效食品。

（18）大蒜和洋葱：大蒜和洋葱能够使人精神畅快，增强人体免疫力。大蒜具有降低胆固醇的功能，常吃大蒜和洋葱还可使人体呼吸顺畅。

五、胃炎秋季运动调养

1. 运动改善消化系统

运动对增强消化系统功能有很好的作用，它能加强胃肠道蠕动，促进消化液的分泌，加强胃肠的消化和吸收功能。运动还可以增加呼吸的深度与频率，促使膈肌上下移动和腹肌较大幅度地活动，从而对胃肠道起到较好的按摩作用，改善胃肠道的血液循环，加强胃肠道黏膜的防御功能，尤其对于促进消化性溃疡的愈合有积极的作用。

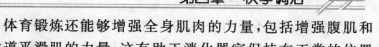

体育锻炼还能够增强全身肌肉的力量,包括增强腹肌和消化道平滑肌的力量,这有助于消化器官保持在正常的位置上,所以体育锻炼也是治疗内脏下垂的重要手段。

2. 胃病患者运动疗法

作为有效的辅助疗法,胃病患者可以参加的运动包括气功、太极拳、步行、慢跑、骑自行车等。

在锻炼的过程中,应逐渐增加运动量,由少到多,长期坚持,持之以恒。例如,采用速度缓慢、全身放松的步行,时间每次 20～30 分钟,运动时脉搏控制在 110 次/分钟左右。可以选择在风景优美的环境步行 2 000 米左右,有助于调节中枢神经系统,改善全身及胃肠功能,对消除腹胀、嗳气,促进溃疡愈合有一定作用。随着病情好转,可适当加大运动量,运动时脉搏可以达到 130～140 次/分钟。每天最好坚持运动 20～40 分钟。

急性肠胃炎、胃出血、腹部疼痛者不宜参加运动,待病情恢复或好转后再进行适当运动。

有胃痛困扰的人平常除了注重饮食保健外,最好还要养成运动习惯,1 周中尽量抽出 2～3 日来运动。因为运动可以促进血液循环,提高新陈代谢,帮助胃肠蠕动,增强力量,消除精神压力等,一些运动姿势还可以预防胃部不适。

3. 内养功法调和气血

近年来的医学研究发现,一些心理和环境因素也会引起胃部不适。中医学认为:"忧能伤肺,怒能伤肝,郁能伤血,忿能伤脾,多思则伤胃,纵欲则伤肾。"内养功锻炼对于慢性胃病及心理性的胃部不适有一定的疗效。内养就是调理心志,保持一个良好的心态,主要通过调息、意守等方法,调整呼吸之气,使其逐步达到缓、细、深、长,从而使大脑皮质发挥其对机体内部的调节作用,加强肠胃消化功能,促使疾病逐步恢复。

内养功中最简单易学的就是腹式呼吸,在于使腹部随着一呼一吸的动作,逐渐形成明显的弛缓运动,做到意守丹田(丹田在小腹正中,肚脐下三横指宽处)。锻炼时以自然舒适为度,可以坐也可以平卧,思想集中,意识到丹田,排除杂念,想象一个乒乓球大小的气团在此旋转。每天练1～2次,每次30分钟左右,以后逐步延长时间,经过长期锻炼则能做到意气相和。如有条件也可以学习太极拳、八段锦、五禽戏,但气沉丹田必为首要,这样才会有明显效果。

4. 体位与自我按摩相结合

胃病的运动疗法要注意全身运动与局部运动相结合,如配合一些适当的按摩治疗,调整胃肠神经功能,减轻自觉症状,改善消化功能。

跪姿前倾:双膝跪地,从膝盖到脚趾都要接触到地面,上半身保持直立,双手自然下垂,缓慢坐下,直到体重完全压在脚踝上,双手自然放在膝上,保持正常呼吸,该姿势保持约30秒,放松后再将上半身向前倾,重复做3～5次。该动作有助于消除胀气、胃肠综合征(如胃肠痉挛、腹泻等),还可强化大腿肌肉。

5. 秋季最适合做的运动

(1)爬山:可以促进毛细血管功能,感觉全身舒爽通畅;爬

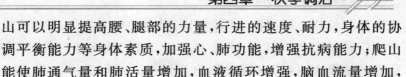

山可以明显提高腰、腿部的力量,行进的速度、耐力,身体的协调平衡能力等身体素质,加强心、肺功能,增强抗病能力;爬山能使肺通气量和肺活量增加,血液循环增强,脑血流量增加,小便酸度上升。秋日登高,由于气候的独特,气象要素的变化对人体生理功能还有些特殊的益处。

秋季爬山,温度变化比较大,这对人体健康是有益处的。可使人的体温调节功能不断地处于紧张状态,从而提高人体对环境变化的适应能力。当然,爬山时间要避开气温较低的早晨和傍晚,速度要缓慢,上下山时可通过增减衣服达到适应空气温度的目的。高血压、冠心病等患者更要量力而行,以防发生不测。

(2)慢跑:慢跑是一项非常理想的秋季运动项目,跑速自定,跑程不限,能增强血液循环,改善心肺功能;改善脑的血液供应和脑细胞的氧供应,减轻脑动脉硬化,使大脑能正常地工作。跑步还能有效地刺激代谢,增加能量消耗,有助于减肥瘦身。它作为一项投资少而回报多的休闲活动,深受人们喜爱。慢跑运动几乎已成为人们生活中不可缺少的一部分。

现代人经常处在污浊的空气中、空调房等密闭空间内,就会感到精神疲惫,四肢无力,工作效率下降。因此,应多到户外去活动活动,多呼吸新鲜空气。秋高气爽正是走出家门,到大自然中去锻炼的大好时机。一天之中,人们如果有 1～2 个小时到室外呼吸新鲜空气,其中抽出 40 分钟左右进行慢跑,不仅会少染疾病,体质也会增强,精力也会日益充沛起来。

(3)自行车运动:骑自行车不只可以减肥,还使身段更为匀称迷人。运动减肥或边节食边运动的人,身材要比只靠节食减肥的人来得更好、更迷人。适当的运动能分泌一种激素,这种激素使你心胸开朗、精神愉快,经验表明自行车运动就能产生这种激素,它会令人感觉十分自由且畅快无比,据近年来研究的结果表明,骑自行车和跑步、游泳一样,是一种最能改善人们心肺功能的耐力性锻炼,它不仅仅是一项减肥运动,更是心灵愉悦的放逐。

(4)冷水浴:就是用5℃～20℃的冷水洗澡,秋季的自然水温正是在这一范围内。冷水浴的保健作用十分明显。第一,它可以加强神经的兴奋功能,使得洗浴后精神爽快,头脑清醒。第二,冷水浴可以增强人体对疾病的抵抗能力,被称为"血管体操"。第三,洗冷水浴还有助于消化功能的增强,对慢性胃炎、胃下垂、便秘等病症有一定的辅助治疗作用。

冷水浴锻炼必须采取循序渐进的方法。秋天气温逐渐降低,人体对寒冷和冷水也逐渐适应,以致到了深秋和冬季,洗冷水浴也不感觉太冷。但冷水浴并非对所有人都适宜,特异体质的人群如碰冷水容易产生过敏反应,则不可进行冷水浴;患有严重高血压、冠心病、风湿病、空洞性肺结核、坐骨神经痛及高热病人也不可进行冷水淋浴。

第五章　冬季调治

一、冬季的气候特点

冬三月草木凋零,是自然界万物闭藏的季节,人体的阳气也要潜藏于内。因此,冬季养生的基本原则是要顺应体内阳气的潜藏,以敛阴护阳为根本。由于阳气的闭藏,人体新陈代谢水平相应较低,因而要依靠生命的原动力"肾"来发挥作用,以保证生命活动适应自然界变化。

中医学认为,人体能量总的来源在于肾,就是人们常说的"火力"。"火力"旺,反映肾脏功能强,生命力也强,反之则生命力弱。冬季时节,肾脏功能正常则可调节机体适应严冬的变化,否则会因新陈代谢失调而发病。

肾为先天之本、生命之源,有藏精主水、主骨生髓之功能,所以肾气充盈则精力充沛,筋骨强健,步履轻快,神思敏捷;肾气亏损则阳气虚弱,腰膝酸软,易感风寒,多生疾病,咳嗽哮喘等。冬季最易伤肾,应注意进补,尤要注意衣、食、住、行和适当锻炼,以防寒气伤肾。

二、冬季胃炎调治常识

1. 冬季养胃先养阴

冬季寒冷，是胃病的高发期。人体受到寒冷刺激，容易出现胃脘隐痛闷胀、不知饥饿、干呕、大便干结等胃阴虚症状。在冬季，不少患有胃病的人多会发生各种不适，当胃闹情绪时，只有恰如其分地安抚，才能达到事半功倍之效。加上冬季天气寒冷干燥，容易造成胃阴损伤，冬季养胃和防止胃病复发要从保护胃阴入手。

中医理论认为，胃的正常功能包括了胃阴、胃阳两个方面。胃阴是指水谷精微和津液，而胃阳则是指胃阴所化生的气。人体正是依靠这种气的推动温煦，以及血、津液的营养滋润，才能祛病延年。由此可见，胃阴是体质强健的根本。《黄帝内经》中指出，"有胃气则生，无胃气则死"。所以，人虽患重病，只要胃口好，能消化，则易康复；如果病人胃气呆滞，不思饮食，则会加重病情。

胃功能正常与否对于健康至关重要，养生之道的关键在于养胃，而冬季养胃的关键又在于养护胃阴。人过 50 岁后阴液会逐渐衰退，如果过食辛辣温热之品，或感受热、燥邪气，就会消耗胃阴，导致胃阴不足。特别是中老年人，入冬后容易出现胃脘隐痛、口唇干燥、大便干结、皲裂脱皮、口腔经常溃疡等症状，就预示着胃阴虚的存在。出现胃阴虚不及时调理，日久就会伤及其他脏腑的功能，并诱发多种疾病。胃阴虚及心，就会造成心阴不足，出现冠心病、心绞痛、心律失常等疾病；胃阴

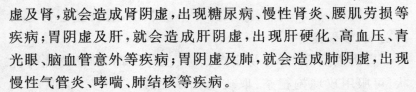

虚及肾,就会造成肾阴虚,出现糖尿病、慢性肾炎、腰肌劳损等疾病;胃阴虚及肝,就会造成肝阴虚,出现肝硬化、高血压、青光眼、脑血管意外等疾病;胃阴虚及肺,就会造成肺阴虚,出现慢性气管炎、哮喘、肺结核等疾病。

胃阴虚及肾者,会出现低热不退、腰脊疼痛、腰膝酸软、胃口不开、精神疲乏、听力下降等症状。保护胃肾之阴,可每天早晚取生栗子 5 个,放在口中细细咀嚼,直到满口白浆,然后分 3 次慢慢咽下。亦可常食用板栗炖乌鸡:取栗子 10 枚去壳,乌鸡 1 只去毛及内脏洗净,将乌鸡、栗子一同放入砂锅中,加清水、姜、葱炖熟,加食盐调味即可食用,可达到防治胃肾阴虚的目的。

胃阴虚及脾者,容易出现眩晕气短、体倦神疲、四肢痿软等气血亏虚的症状。每天进行腹部的自我按摩,则是防治胃脾阴虚最简单、最有效的方法。具体方法是两手掌相叠,放置于上腹部,以胸骨剑突下为中心,做顺时针、逆时针方向的按摩各 30 次;然后以相同的方法在神阙穴(即肚脐处)按摩各 30 次。每天早晚按摩 2 遍。按摩中可能出现打嗝、肠鸣、肛门排气等现象,为正常生理反应,坚持按摩即可起到健脾益胃的功效。

胃阴虚及肺者,可表现为容易感冒、咳嗽不止等症状。可饮用甘蔗生姜汁:取新鲜甘蔗 200 克,生姜 15 克,榨汁,两种汁倒入杯中混合搅匀,小口频频咽下,可补益肺胃之阴,适用于肺胃阴不足所致的发热、咽痛、咳嗽等症状者。

胃阴虚及心者,容易出现失眠多梦、眩晕健忘、脉细无力或结代等症状。可以服用姜枣桂圆汤:取干姜片 10 克,大枣 30 克,桂圆 30 克,木香 6 克,麦冬 15 克,乌梅 10 克,洗净后同时放入锅中,加水煎煮,滤取药汁早晚服用,有补益心胃之阴的功效,效果良好。

胃阴虚及肝者,容易出现面赤、性急躁动、胁肋疼痛等症状,可服用玫瑰枸杞茶:取玫瑰花 6 克,砂仁 3 克,生地黄 15 克,枸杞子 10 克,同放入茶壶中,用开水冲泡饮用。玫瑰花、砂仁疏肝理气,生地黄、枸杞子补益阴液。此茶有补益肝胃之阴的功效。

2. 冬季养胃三种不宜

(1)吃饭不宜过饱:过饱会使胃蠕动缓慢,消化液分泌不足,食物得不到充分消化且在大肠里腐烂产生毒素,导致消化功能障碍,可加快人体衰老。在夜长昼短的冬季,吃饭过饱还会直接导致身体发胖。

(2)睡眠不宜过多:睡眠过多会使各种生理代谢活动降到最低水平,人体免疫功能降低,易引起疾病。

(3)喝酒不宜过量:冬季里人们喜爱饮酒御寒,少量喝酒有通血脉、厚肠胃、润皮肤、去寒气等功效,但酒喝多了,会乱性,伤及肝脾胃。

3. 胃炎冬季精神调养

(1)调适好自己的心情,远离神经衰弱:冬季,严寒的天气让人缩手缩脚,大部分时间不得不蜗居于室内,远离了明媚的阳光,日照时间普遍缩短,使体内血清素的合成量下降,致使情绪很容易出现波动。

冬季本来就是一个多事之秋,加上草木凋零,满眼萧瑟,好心情难以放飞。神经衰弱就很容易不经意间悄然而至,神

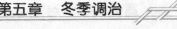

经衰弱的人饮食就会不规律,伤心也伤胃。

神经衰弱的主要症状有:

①情绪方面。主要表现为烦恼,容易激惹,情绪不稳定,为一点小事就可以勃然大怒,事后虽然觉得不应该,但是下次还是会因为一些小事情而生气,并且容易紧张、担心。

②兴奋。不由自主、不能控制地浮想联翩,总有各种画面展现在眼前,尤其是睡前会不由自主地回忆、联想往事,表现得过于兴奋。

③身体症状。神经衰弱的身体症状主要表现为肌肉紧张性疼痛、头痛、头晕、全身感觉发僵发硬、消化功能差、入睡慢、失眠、心慌气短、性功能障碍、月经不调等。如轻度的神经衰弱病人可进行家庭治疗,治疗措施主要有:

●放松身心。当感到疲乏和心烦时,暂时放下工作,给自己一个放松的机会。例如,向窗外眺望,让眼睛及身体其他部位适时地得以松弛,或者出去走走,缓解紧张的工作气氛。

●创造舒适睡眠环境。失眠常因压力引起,睡个好觉也能有效预防神经衰弱,因此营造舒适的睡眠环境就显得尤为重要。不妨改善卧室的摆设,用你最喜爱的色调来装饰。将室内的隔音设备做好,并将深色窗帘垂下。总之,要尽量使卧室舒适,无压迫感。

●睡觉先睡心。躺在床上时尽量放松自己,听听音乐,想象自己随着音乐在很舒适很天然的环境中休息。做做深呼吸、伸展肌肉(体操)、练瑜伽也会对睡眠有帮助,心情放松了,自然就容易入睡了。

●适量运动。适量运动可改善精力,有助于防治神经衰弱,运动是对付压力的最好缓解剂,一方面能消耗一些紧张时所分泌的化学物质,另一方面能让肌肉疲劳,也就是让肌肉放松。选择的运动可以是慢跑、太极拳、养生功等。

●按摩肌肉。多数人在处于压力时,会发生某部位肌肉紧绷的现象。缓解肌肉紧绷的方法之一就是找出受害的肌肉,通常为颈背肌肉及上半部背肌,然后进行有效的按摩,这也不失为一种好方法。

●洗个热水澡。热水可以消除压力和放松肌肉,当紧张与焦虑来袭时,流到四肢末梢的血液就会减少。热水可以使身体恢复血液循环,帮助身体放松。

●保健药膳。盲目进补并无裨益,应在医生指导下适当食用一些养心宁神的药膳。下列是一些可供选择的配方,要对症选用。

合欢饮:合欢皮 10 克,大枣 10 枚,甘草 5 克,煎汤服用。此方能解郁、除烦、安神。

莲子心茶:莲子心 30 枚,加少许食盐水煎,每晚临睡前服。此方可宁心安神,治疗心烦失眠。

首乌桑叶丸:何首乌 200 克,桑叶 30 克,黑芝麻、核桃仁各 250 克。何首乌、桑叶研细粉,与后 2 味药共捣成泥状,制蜜丸如梧桐子大小,每次 10 克,每天早晚各 1 次。此方可强心健脑,补肝养血。

桑椹远志茶:桑椹 50 克,远志 5 克,冰糖适量。水煎服,每天 1 剂。常用于阴虚阳亢、心肾不交的失眠病人。

(2)谨防春节后心理失调症:春节七天长假,多数人能够利用这个假期好好享受。出去旅游、娱乐休闲、探亲访友,假日过得丰富而有意义。不过,这对于平时高度紧张工作的人群未必是件好事。这些人并不适应清闲的生活,尤其是外企、私企的白领工作者,他们一旦闲下来无事可做,反而容易出现抑郁、失落、焦躁不安等不良情绪反应。心理学上将其称之为"节日心理综合征"或"节日心理失调症"。

打乱生物钟是"节后抑郁症"的罪魁祸首。难得休假,不少人的日程表安排得满满的,走访亲友、上网游戏等,然而这种不眠不休的生活方式极易打乱正常生物钟,造成自主神经功能紊乱。到了上班的时候,不少人会因心理失调导致抑郁、失落、焦躁不安,出现"节后抑郁症"。因此,调整作息,避免内分泌失调,是防止节后抑郁症的关键。

发生这种疾病的原因主要是突然从平时紧张的工作状态中停下来,有些无法适应,主要症状表现为:

①轻度症状:在放假初期,很多人都会出现轻度的症状,主要表现为抑郁、焦急、忧伤、情绪失落,记忆力下降、思维活动受阻,纳呆、腹胀、便秘、失眠等身心健康问题。

②重度症状:多数病人经过调节后都能自行恢复,有些病人则情况会更加严重,表现为幻觉、记忆力丧失、妄想、言语错乱、怪癖、异常情绪等。

治疗措施如下:

●深呼吸应对焦躁情绪。有时候病人会出现莫名其妙的焦虑,不妨试一下深而慢的呼吸,以缓解紧张情绪,然后出去走走,换个环境,让自己放松下来。

●按摩、散步、减压,应对睡眠紊乱。长假打乱了人体正常的生物钟,会造成自主神经功能紊乱,结果"睡眠紊乱"就会找上门。早睡早起,起居有序,保证充足睡眠时间。长时间用脑,会导致大脑血液和氧供应不足,此时可轻轻按摩头部、散步闲逛或听听音乐等。心理疲劳时应设法减轻心理压力,严重者应尽快去看心理门诊。

●合理安排生活。人在无所事事的时候往往会胡思乱想。所以要合理地安排节日生活。适度紧张有序的工作可以避免心理上的失落感,令生活更加充实,充实的生活可改善抑郁心理,驱散不健康的情绪。

●适当变换环境。常常躲在房间里,无所事事往往会让人胡思乱想,自寻烦恼。因此,在春节的长假里不妨走亲访友、外出旅游、听听音乐、读本好书等,都是很好的休闲方式,可使人的心理状态从高度紧张的模式中慢慢放松下来,从而也避免心里烦躁。

●适当运动。适当运动对于缓解心理压力很有好处,放假后要保持适当的体育活动,如散散步、做做操、跳跳绳、打打太极拳,给身体一个缓冲期,这样也能有效地帮助解除疲劳,恢复精力,增进食欲,增强免疫力和抵抗力。

(3)冬天来了,抑郁症也会紧随其后:说到抑郁症,很多人都不陌生,可你听说过"冬季抑郁症"吗?冬季抑郁症又称季节性情绪紊乱症,病人一到冬季,情绪就变得低落、嗜睡、情绪烦躁,一旦春回大地,这些症状又会渐渐消失。并且,胃炎的症状也与情绪是息息相关的。

冬季抑郁症多发生在中年人身上,常见于 30 岁左右的已婚女性,尤以性格内向型居多。这是由于有些人对大自然寒暑更替发生的不适引起的,其根源在于大脑深处的松果体分泌的一种名为褪黑素的激素。这种激素对人体生物钟和睡眠节律,甚至神经系统都会产生影响,轻微的只是使人精神萎靡,身体困乏,对工作和生活失去信心,特别是受到挫折以后,容易悲观失望,严重的甚至会闪现出自杀的意念。抑郁症的常见症状有以下几点：

①情绪低落。病人常常毫无缘由的高兴不起来，整天皱眉叹气、动不动就流眼泪。

②思维迟缓。自觉脑子不好使，好忘事，思考问题困难，病人觉得脑子空空的、变形了，总有一种思维短路的感觉。

③不爱运动。病人不爱活动，浑身发懒，走路慢，说话少，严重的可出现厌食，生活不能自理。

④出现自杀倾向。抑郁症病人由于情绪低落、悲观厌世，有时很容易有自杀的念头，出现这种想法往往是最危险的症状。

应对方法如下：

●注意睡眠。良好的睡眠是心情变好的开始，睡眠的质量和你的心情有着很大的关系，失眠会造成情绪不高，从而会发生抑郁症，在抑郁症发作期间，很难对失眠采取有效措施，因为你需要集中精力对付抑郁症。因此，在情绪较好的时候，应养成良好的睡眠习惯。

●调整饮食。食欲缺乏，使自己处于不良的生理状态下，就很容易出现低落的情绪，有些年轻的女性为了追求完美的身材，不惜采取节食，殊不知，在这节食的过程当中，渐渐就会厌食，心情烦躁，久而久之，就会抑郁。所以，不要节食，可以适量饮食，健康营养，也可以试一下与食欲好的人一起进餐来刺激你的食欲，从而摆脱不良情绪的干扰。

●适当运动。运动能防止抑郁症的发作，有助于增强体力，运动还能较快地提高情绪，短时间地缓解抑郁。因此，当你心情不愉快的时候，不妨出去跑跑步、打打球。

●明确价值和目标。有时候反复出现情绪低落的一个重要原因就是你实际做的事情与你真正想做的事情不相符合，因此，你应该检查一下自己的人生目标和价值，检查一下自己是怎样消磨时间的。让生活过得充实往往也是预防抑郁症的一剂良方。

●让生活中充满快乐。易感抑郁的人常常比较善良，体贴他人，利他主义，却往往过低评价自己，贬低自己，拒绝应得的欢乐。即使在情绪正常的时候，也无法享受到欢乐，认为自己没有资格享受快乐。即使你认为自己没有资格享受欢乐，但至少也应该做自己喜欢的事情。无论平时有多忙，也必须要找出时间做些让自己快乐的事情，让自己感觉幸福一些。

●凡事不钻牛角尖。世上没有一帆风顺的事情，每个人都会遇到工作或生活上的不顺心。因此，凡事不要太钻牛角尖，遇到不顺心的事情就要想办法解决，而不是一味地抱怨、悲观。

（4）心理因素对慢性胃炎的治疗：有资料显示，有些胃炎患者的症状大多不是因为胃病本身，而是因为恐惧此病的因素。人在心情愉快时，可使神经系统正常地活动，正确、有序地指挥支配胃肠道的分泌和运动，十分有利于食物的正常消化和吸收，对胃肠道起着保护和促进作用，并有助于慢性胃肠道疾病的康复。相反，如果长期精神紧张、情绪低落，老被忧愁、悲哀、焦虑、气愤等不良情绪左右，再加上自身心理承受力又不强，很容易造成自主神经系统功能紊乱，从而导致胃肠道黏膜缺血、运动和分泌失常，发生形形色色的胃肠道疾病。所以，精神和心理上的调养很重要，一定要保持乐观积极的情绪，从而改善症状。

专家们研究认为，慢性浅表性胃炎是一种慢性病，治疗时间较长,有的患者还容易复发。多数浅表性胃炎症状轻微或无痛,有的人免疫力强还可以自行消失。有的人免疫能力差,慢性浅表性胃炎会慢慢加重。当出现严重的疼痛症状时,病情已恶化了。因此,即使慢性浅表性胃炎表现为仅感觉胃不舒服时,也要到专业医院确诊,对症治疗。

如何运用心理疗法治疗慢性胃炎呢?

首先,我们一起来了解一下什么是心理疗法。心理疗法又称为精神治疗,是治疗疾病的重要手段之一。心理治疗主要是指医务人员用心理学的方法来改善患者的情绪,调整患者的不良生活方式和行为。另一方面,还包括患者自身的调理,通过与医护人员的交流,了解慢性胃炎的发病病机、临床表现、主要的治疗方法、预后及转归等,改变对慢性胃炎的错误认识,树立战胜疾病的信心,能够有效地控制自己的不良情绪,积极配合治疗,从而促进疾病的痊愈,防止其复发。

慢性胃炎是一种很常见的消化系统疾病,在人群中有很高的发病率。大部分人在其一生中可能都或多或少,或长或短体会过胃痛、胃胀等消化系统功能障碍的症状。总体来说,慢性胃炎是一种预后良好的疾病,得了慢性胃炎并不可怕,应保持良好心态,积极治疗。

有一部分患者在确诊为慢性胃炎后常常忧心忡忡、焦虑不安,辗转到全国各大医院就医,服用多种治疗药物,症状却不能明显缓解,往往引起恶性循环。这里面有 3 个影响因素要引起注意:

①消化系统疾病是与心理状态关系最为密切的疾病,心情不好非常容易引起慢性胃炎症状的反复,过度担心疾病反而会加重病情。

②四处奔波过度劳累加重疾病。从中医角度讲，"脾胃为后天之本、气血生化之源"，四处奔波、反复检查会影响脾胃功能的发挥，对疾病症状的缓解无益。

③短期内服用多种药物对胃有害无益。短期内反复更换药物一方面不利于药物疗效的发挥，还会对胃造成不良影响，反而起不到治疗效果，而且还可能存在一些药物之间的相互作用。

慢性胃炎患者应放下心理负担，以积极的心态去面对疾病，可以通过文娱体育活动疏导情绪，转移注意力。慢性胃炎虽然是一种预后比较好的疾病，但如果疾病的症状不能缓解，会影响患者的生活质量；如果任由疾病的发展，可能会引发一些严重的预后不良的疾病。所以，患上慢性胃炎不要太担心，但要积极面对。主要包括以下几点：

●规范诊断。应该到正规医院的消化科就诊，经过一些必要的检查明确疾病的严重程度和疾病原因。

●规范治疗。在消化科专科医生指导下服用药物，药物疗效的发挥和疾病症状的缓解需要一定时间，不要频繁更换药物。

●注重疾病调养。俗话说"胃病三分治疗，七分调养"，不良的生活方式常常是慢性胃炎起病和复发的主要原因，所以需要特别注意改变不良的生活方式。

具备了一个良好的面对疾病的态度，就是为治疗慢性胃炎打下了良好的基础。

4. 胃炎冬季起居调养

(1)冬季养胃时刻表：中医学认为冬季是最佳的"养藏"季节，身体能够有效地保存足够的能量和养分，同时也是养胃的最好时机。特别是肠胃功能会随着人们年纪的增大而退化，因此在冬季身体养护方面，尤其是胃部养护方面需要更加注意。对于我们来说，冬季若要为身体提供足够能量，需要让胃保持高效率的工作，为身体提供足够能量和养分，而要养好胃，关键在于"里外不受寒"。下面推荐一天最佳的养胃时刻表。

7：00 喝杯温开水。早起喝水，可以补充前一晚上流失的水分，充分滋润身体的每一个角落。但需要注意的是，喝水要喝温开水。早晨是人体阳气生发之时，喝凉水属于"逆势而为"，容易给胃部造成不良刺激。

8：00 早餐营养足。一夜睡醒，体内储存的葡萄糖已被消耗殆尽，这时急需补充热能与营养。如果夜间胃里分泌的胃酸没有食品去中和，会刺激胃黏膜而导致胃部不适。冬季是胃病多发的季节，要保护好胃就要吃好早餐。早上不进食就不能弥补夜间丧失的水分和营养素，使血黏度增加，不利于一夜间产生的废物排出。然而，不少人由于起床太晚，只能随便吃一点儿或干脆不吃早饭，这样对健康的影响是可想而知的。

调查表明，不吃早餐引发肝胆疾病的概率为 11.7％，引发胃病的概率高达 36％。一份均衡的早餐中应包含谷类、奶类、肉类、豆制品，以及水果、蔬菜等几大类食物，以保证充足的营养。

还有一些主张"体内环保"，提倡"生机饮食"的人，一大早就喝蔬果汁，理由是摄取蔬果中直接的营养及清理体内废物。可此法忽略了一个最重要的因素，那就是人的胃永远喜欢温暖的环境。身体温暖，微循环才会正常，氧气、营养及废物等的运送才会顺畅。从中医角度看，吃早餐前不宜先喝蔬果汁、冰咖啡、冰果汁、冰牛奶等。

9:30 晨练别受寒。由于胃靠近腹壁,只有少量的肌肉、脂肪等在外围包裹,容易受"凉"。因此,大家在冬季晨练时,一定要做好胃的保暖工作。最好等阳光明媚后出门锻炼,运动时护好腰腹。

12:00 午饭前喝汤。在食物比较干而唾液分泌不足的情况下,适量的汤水有益于消化和吸收,尤其适合在冬季肠胃"懒惰"时。汤水能够稀释唾液和胃液,但是对肠道消化液的影响很小。然而,有一点需要注意,不要将饭和汤一起吞下去,饭没有经过充分的咀嚼,容易引起消化不良。

15:00 找老友聊天。不少人生气后一点儿胃口都没有,原有胃病的还会加重病情。冬天人的心情容易随气温一起变得低落,多和家人、老友聊天,可以让心变暖,胃也会随之暖和起来。

18:00 晚饭别太饱。晚餐一定要控制在"七八分饱"。每顿少吃一点儿,两顿正餐之间适量加餐,既保持总量,又不会让胃挨饿。

19:00 站立助消化。胃容易有灼热感的人尽量不要饭后躺着或久坐,否则容易反流到食管,使症状加剧。用餐半小时以内不要做剧烈运动。

(2)室内保持温度、湿度,勤开窗通风:小雪过后,寒凝大地、冷气袭人,有些人为了防寒保暖整天门窗紧闭,这对健康非常不利。一方面,人体需要吐故纳新,吸进氧气、呼出二氧化碳,以维持正常的生命活动,而长期不通风换气会使室内二氧化碳含量超标,引起头痛、脉搏缓慢、血压增高等不适;另一方面,冬季很多疾病是通过空气传播的,如流感、流脑等疾病的病原体,会在人们咳嗽、喷嚏、说笑时,随飞沫传播到空气中,造成交叉感染。所以,无论是家里还是办公室,冬天更应该定时开窗通风换气,使室内保持一定量的新鲜空气,减少病菌的滋生。但是需要注意的是,坐卧时不要让冷风直吹到身体,以防伤风感冒。

冬季还应让室内保持适宜的温度、湿度。虽然外界寒冷,但室内温度并不是越高越好,一般保持在16℃～20℃最理想。若室内温度太高,会使人感到闷热或干热而心烦,令人头昏脑涨、萎靡不振,时间长了还会引起口干舌燥、眼睛干涩,破坏人体的生理平衡,导致疾病,亦会因室内外温差过大导致外感风寒;若室内温度过低,会使人体散热过快,大大消耗人体热能,常常令人感到寒冷,缩手缩脚,身体虚弱者会引起寒战,胃肠虚弱者会引起腹胀、腹痛,甚至引起关节炎等。至于室内湿度同样不宜过高或过低,一般以30%～70%为宜。室内湿度过高,人体散热比较困难,会令人憋闷难耐;室内湿度过低,空气干燥,呼吸道干涩难受,口干舌燥,易引起呼吸系统疾病。可在室内放置加湿器,在取暖器周围放置水,或向地面喷洒水,使水分蒸发以增加空气湿度。

因为怕冷,不少人在冷天习惯于把头缩进被窝睡觉。被窝内空气不流通,氧气越来越少,空气变得混浊不堪,会使人感到胸闷气短,甚至恶心、出虚汗,导致人们从睡梦中惊醒,降低睡眠质量,第二天会感到疲劳,直接影响工作、学习效率。所以,要改掉这种蒙头睡觉的不良习惯。

(3)冬季胃炎患者十禁忌

①忌过度疲劳。无论是体力劳动或是脑力劳动,如果疲劳过度,都会引起胃肠供血不足,分泌功能失调,胃酸过多而

黏液减少,使黏膜受到损害。

②忌精神紧张。一个人在紧张、烦恼、愤怒时,其不良情绪可通过大脑皮质扩散到边缘系统,影响自主神经系统,直接导致胃肠功能失调,分泌出过多的胃酸和胃蛋白酶,使胃血管收缩、幽门痉挛、排空障碍,胃黏膜保护层受损,造成自我消化,形成溃疡。长期抑郁、焦虑或精神创伤后,易患溃疡病。

③忌酗酒无度。酒精可直接损害胃黏膜,酒精还能引起肝硬化和慢性胰腺炎,反过来加重胃的损伤。

④忌嗜烟成癖。吸烟可促使胃黏膜血管收缩,减少胃黏膜的前列腺素合成,这是一种黏膜保护因子。吸烟还能刺激胃酸和蛋白酶的分泌,加重对黏膜的破坏。

⑤忌饥饱不均。饥饿时,胃内的胃酸、蛋白酶无食物中和,浓度较高,易造成黏膜的自我消化。暴饮暴食又易损害胃的自我保护功能;胃壁过多扩张,食物停留时间过长等都会促成胃损伤。

⑥忌饮食不洁。幽门螺杆菌感染是胃和十二指肠溃疡的重要诱因之一,在溃疡病人中,该菌的检出率高达 70%～90%,而溃疡病治愈后,该菌亦消失。溃疡病人可通过餐具、牙具及接吻等密切接触传染,不洁的食物也是感染的原因之一。

⑦忌晚餐过饱。有些人往往把一天的食物营养集中在晚餐上,或者喜欢吃夜宵或睡前吃点东西。这样做,不仅造成睡眠不实,易导致肥胖,还可因刺激胃黏膜使胃酸分泌过多而诱发溃疡形成。

⑧忌狼吞虎咽。食物进入胃内,经储纳、研磨、消化,将食物变成乳糜状,才能排入肠内。如果咀嚼不细、狼吞虎咽,食

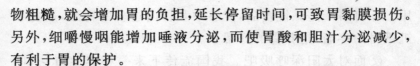

物粗糙,就会增加胃的负担,延长停留时间,可致胃黏膜损伤。另外,细嚼慢咽能增加唾液分泌,而使胃酸和胆汁分泌减少,有利于胃的保护。

⑨忌咖啡浓茶。咖啡、浓茶均为中枢兴奋剂,都能通过反射导致胃黏膜缺血,使胃黏膜的保护功能破坏而促成溃疡发生。

⑩忌滥用药物。容易损伤胃黏膜的药物主要有3类:一是乙酰水杨酸类,如阿司匹林;二是保泰松、吲哚美辛、布洛芬等非甾体类抗炎药物;三是皮质类固醇等激素类药物。故应尽量避免应用这些药物,如必须服用时,要控制剂量和疗程,最好在饭后服用。

(4)如何暖胃以养胃:少吃一顿、吃得太晚、暴饮暴食几乎都已经成为你的常态,那么胃病当然会成为你的家常便饭了!中医学认为冬季是最佳的"养藏"季节,身体能够有效地保存足够的能量和养分,同时也是养胃的最好时机。借这个机会好好调养你的胃,让它可以在"冬眠"之后用最好的状态去面对来年春天的美食吧!

年底的应酬让人应接不暇,胃部健康也亮起红灯!中医学认为,冬季是存储精气和能量的时节,而精气和能量都要通过胃的消化吸收功能来转化的,所以冬天才是最重要的养胃时机。把握这个关键时刻,才能将补充进去的营养顺利转化成人体所需的精华,就从现在开始冬季暖胃养胃行动吧!

①苏打饼干加餐,减轻胃负担。办公室总有一些零食,薯片、面包、蛋糕、饼干应有尽有。但是这些零食能养胃吗?薯片、面包、蛋糕的热能都太高,其实苏打饼干是最好的选择,饿了或者有点不舒服的时候,可以拿一两块饼干垫垫肚子,很管

用。苏打饼干是碱性食品,能够中和胃内过多的胃酸,避免了饥饿时的疼痛,是养胃的好帮手。

②面对太阳深呼吸吧。我国流传下来一种养生方法,叫作吐纳法。吐纳法非常适合女性养胃,它是通过呼吸导引,充分调动脾胃潜在能力来抵抗疾病的侵袭。

阳光吐纳法:选一个舒服的姿势,坐着、站着或者躺着,双手搓热后把手叠放在腹部,注意力集中在肚脐眼周围、脚掌心等部位,然后再以鼻吸气而以口呼气,呼气的时候发出"呼"音,声音不宜过大,每次 10～30 次呼吸。最好是每天清晨,在阳台或窗前,对着太阳练习,吸收新鲜的空气和太阳光中充足的阳气,平衡胃内阴阳,温热胃部,从而达到提升胃动力的目的。

③养胃粥暖胃增营养。粥类容易消化,这让胃减少了不少负担。

推荐几款养胃粥给你:小米粥、大枣粥、皮蛋瘦肉粥、八宝粥。八宝粥里面含有花生、杏仁、红豆、黑米、大枣等,热能更高,富含蛋白质、脂肪等营养物质,对胃对身体更有好处。"养胃粥"也不要喝得太多,粥水分多,到胃部容易稀释胃液,容易造成胃膨胀,不利于消化吸收,所以每天最多喝两碗粥;也不要喝过烫的热粥,因为高温对胃的刺激很大。

④敲敲牙齿,预防胃衰老。衰老从肠胃开始,而肠胃的健康跟牙齿有关。叩齿可以预防胃衰老,帮助肠胃消化。口腔是生津之处,叩齿就像咀嚼,可以制造唾液,叩齿过程中,频繁吞咽口水入胃,口水的消化酶能帮助肠胃消化。

100 下叩齿操——这个动作可参考冬天被冻得牙齿打战时的效果!全身放松,口唇轻闭,上下牙齿有节奏地轻轻对碰,每次 60～100 下,每天可以叩击 2～3 次。叩齿法还很能促进牙齿周围血液循环,增加面部锻炼,刺激大脑积极工作,好处多多哦!

⑤每天9时前一定要吃早饭。冬天太冷起得晚,为了不迟到,梳妆打扮不能省,那就省吃早餐吧!中医学认为这万万不可!要知道早上7～9时是胃"值班"干活的时候,如果这时胃里没食物,就只能闲着,没有营养可以吸收。由于少了胃工作的这个环节,轮到其他脏腑工作的时候,也就不能有序进行了,胆囊炎、胆结石也就"应运而生"了。所以,无论早上有多忙,也一定要记得填饱自己的胃!

⑥舒缓身心,提高胃动力。中医学认为,胃的毛病与人的情绪、心态密切相关,过度的精神紧张、焦虑、恼怒等会刺激胃及消化功能。冬季工作要劳逸结合,请年假到乡间去住几天,或者在家听听音乐看看书,找到自己的静养方法。

⑦每周2次有氧运动,促进胃蠕动。有胃病的人要结合自己的身体特征,进行适当的运动。每周尽量做2～3次有氧运动,每次半个小时,推荐做一些类似瑜伽或普拉提的舒缓运动,在轻柔的拉伸和扭转运动中,帮助胃肠蠕动,消除精神压力,预防胃部不适。

⑧牛奶＋红茶,保护胃黏膜。冬季,我们喜欢用一些茶水来暖胃,但想养胃的话,喝红茶吧。红茶是全发酵茶,对胃没有刺激性,还能促进消化功能,在冬天里多喝红茶可以有效养护胃。但要注意的是,红茶不要放凉饮用,否则会影响暖胃效果,还可能降低营养含量。可以在红茶中加100毫升的牛奶,有消炎和保护胃黏膜的作用。

⑨饭后1杯酸奶,给胃营造好环境。酸奶有新鲜牛奶的全部营养成分,它能使蛋白质结成细微的乳块,乳酸和钙结合

生成的乳酸钙更容易被消化吸收,保护胃黏膜。不过,有胃溃疡的人不适合喝酸奶,而喝牛奶可以减轻溃疡症状。酸奶不能空腹喝,不然胃酸会中和酸奶里的益生菌,最好在饭后2小时饮用。注意:冬天最好饮用常温的酸奶,避免刺激胃部。

⑩胃部保暖,暖宝帮你。在你追求"美丽冻人"的时候,会感到凉气从腹部直蹿而上至胃部,胃部会突然开始闹毛病,这完全是因为我们对胃保护不当引起的。俗话说"十个胃病,九个胃寒",除了随着天气变化增减衣物之外,胃部保暖最直接的方法就是用暖宝。

(5)日常小妙招为您保驾护胃

①适当的刺激脾胃。从中医角度来看,一般脾胃功能强的人,站立时脚趾抓地也很牢固,因此如果你脾胃功能不好,不妨锻炼锻炼脚趾。站立或坐姿,双脚放平,紧紧地贴着地面,脚趾练习抓地和放松,相互交替,这样能对小腿上的足太阴脾经起到很好的紧松刺激作用。

②用音乐来安稳脾胃。"脾在志为思",思虑少了,脾才会舒服,脾舒服了,人也就轻松了。音乐养身古已有之,或振奋,或安静,或细水长流,或热情似火,它能够放松身体细胞,促进脾胃功能。早餐前,可以听一首激昂的曲子;中餐时,可听舒缓、让人心胸开阔的音乐;晚餐,就来一首轻松的轻音乐吧,能够很好地养脾胃。

(6)冬季养胃原则:冬季养生要根据"万物收藏,肾气水旺"的特点,在衣食住行几方面注意调理。

衣——冬季气候寒冷,衣着应以温暖舒适、利于气血通畅为原则,因为适体的衣服有如养生之妙药。

食——冬季饮食上应以保阴潜阳为原则。元代营养学家忽思慧,在他编著的《饮膳正要》中指出"冬气寒,宜食以热性治其寒"。主张进热食,并给予温补阳气类膳食,故多选用羊肉、狗肉、虾、韭菜、麻雀蛋、木耳、龟等食物。不可食用生冷食物,宜食用菠菜、豆芽等新鲜蔬菜。冬季饮食宜少咸增苦,以养心气。因为冬季肾水正旺,咸属水、心属火,多食咸味则助水克火,令心受病。心属苦味,多食苦味之品,以保心肾相交。冬季起床后可先进热饮,如乳酪莲子桂圆枣汤,以益心脾;或饮醇酒,以鼓舞胃气。由于冬季活动减少,人体新陈代谢减慢,因此老年人饮食不宜过饱,食后可摩腹、缓行以助消化。

住——冬季起居宜早卧晚起必待日光。早睡,以养人体阳气;晚起,以护人体阴气,使人体阴阳平衡。冬季应特别注意保持室内温度。室内温度太低易伤人体阳气,室温过高则易致疲劳,还易引发外感和其他疾病。冬夜临睡时,叩齿36下,晨起亦然。

行——大雪天外出归来,脚寒不可立即以热水浸洗。触寒而回,寒若未解,不可吃热汤热食,须少顷方可。冬日将起床时,宜拥被披衣少顷。长期冷水漱口,可除齿患。牢齿之法,宜晨起叩齿300下为宜。冬季练功应根据不同地区气候和体质情况而定。气候异常时,清晨可在室内活动,以静功为主;风和日暖之日,清晨可在室外活动,以适应冬季气候,增强人体的抗寒能力。

(7)冬季养护重在"藏":冬季如何保养健康?其实不过一个"藏"字。

冬季作息宜早卧晚起,避寒就温。上古医圣岐伯在《素问·四气调神大论》中提到,冬季的作息安排应该早睡晚起,起床的时候一定等到太阳出来。也就是俗语所说的"日出而作,日落而息",这样就可以避免冬季严寒的侵害,保持温暖。古代的医家还认为,冬季虽然寒冷,但不能蒙头睡觉,因为头部是全身阳经的汇聚地,蒙头而卧容易使体内的热壅积在头部,造成神志不清。另外,冬夜睡炕不可太热,被褥不可太厚,否则热迫汗出,反而容易受凉感冒。

睡前应洗脚。唐代的药王孙思邈在其名著《千金要方》中说:"冬月洗足而卧,则无冷病。"实践证明,冬季临睡前用温水洗脚能活血通络,可以使神志安宁,促进睡眠。这一养生法对于双足不温的老年人更是保健良策。

冬季要温足凉脑。《保生要录》中明确指出,冬季腰腹下至足应经常保持温暖,胸部上至头应稍稍保持一点儿凉意。但是凉不要到冻的程度,温暖不要到燥热的程度,这样冬季寒病热病均不易得。

饮食温热勿燥。冬季寒冷,人们喜欢吃温热的食物来抵御严寒。比如,我国北方冬季爱吃羊肉,南方冬季爱吃狗肉,这都是属于时令的温补之品。但并不是热性的食物都合适,燥热的食品吃多了容易产生上火的症状,甚至产生热性疾病。所以,提倡吃狗肉、牛羊肉、甲鱼、海参、黑木耳等食品,不提倡多吃油炸类食品。

三、胃炎冬季饮食调养

1. 冬季养成良好的饮食习惯:早吃咸,晚吃甜

古语有"朝朝食盐水、暮暮蜜糖"的说法。早吃咸,按照中

国人的生活习惯,早饭一般喝粥、吃咸菜,这对身体极有好处。因为按照中医理论,咸属水归肾经,可以保养一天的精神。晚吃甜暖胃,而且对睡眠也很有好处。长时间坚持下来,你就可以感受到身体的变化。也可以吃点"花胶"安慰一下你的胃。花胶,也就是鱼的肚子,含有丰富的胶原蛋白,是一种美容圣品。

2. 各种胃炎的不同饮食

如果吃了受污染的食物,几个小时后就会出现上腹部不适、腹部疼痛、恶心呕吐,有时甚至会吐出胆汁或血性液体,这是急性胃炎。这时不要急于止吐,最好食用流质,如米汤、杏仁茶、藕粉、去皮大枣汤、姜茶等以温胃止呕。

溃疡引起的胃痛大多在秋冬等换季时加重。幽门螺杆菌在溃疡病的发生中负有不可推卸的责任。一旦患有溃疡病,首先要检查一下是否存在这种细菌。只有除菌后,才能使溃疡得到改善。饮食时最好采用分食制,以免传染他人。生食、冷食、辛辣食物对已溃疡的胃而言,都是一种恶性刺激,应该避免。此外,溃疡病患者通常比较怕冷,所以要注意局部保暖。

由于胃黏膜长期受炎症损伤,会变得薄和粗糙。胃镜下可以看到黏膜下血管显露出来。患者在饭后常有饱胀感、食欲下降等症状,这是萎缩性胃炎的症状。这时应该多吃软食,因为柔软的食物对于已被损伤的胃来说是最适宜了。随便挤压几下,就能粉碎和分解,而不像对付油炸物或硬食那样要不停地费力。此外,要多吃富含优质蛋白质和铁元素的牛奶、鱼肉、红豆、动物肝脏等食物,有利于修复胃壁,帮助胃液分泌。

饮食要定时、定量。

3. 天冷要常喝四种养胃汤

冬季，由于寒冷的刺激，可使人体的自主神经功能发生紊乱，胃肠蠕动的正常规律被扰乱，容易导致胃病复发。下面几款美味靓汤对胃病患者有防治的作用。

桂枣山药汤

大枣 12 粒，山药约 300 克，桂圆肉 2 大匙，砂糖 1/2 杯。大枣泡软，山药去皮切丁后，一同放入清水中煮开，煮至熟软，放入桂圆肉及砂糖调味，待桂圆肉已煮至散开，即可关火盛出食用。山药具有补脾和胃之功能；桂圆、大枣有益气血、健脾胃的作用。

萝卜羊肉汤

羊腩肉 750 克，白萝卜 500 克，香菜、食盐、鸡精、料酒、葱、姜、胡椒粉各适量。将羊肉洗净，切成粗丝；白萝卜洗净，切成丝。坐锅点火，倒入底油，放入姜片煸炒出香味后倒入开水，加食盐、鸡精、料酒、胡椒粉调味，水煮开后先放入羊肉煮熟，再放入白萝卜，转小火煮至萝卜断生后，撒上葱丝和香菜叶即可出锅。此汤补中益气，温胃散寒。

紫苏生姜大枣汤

鲜紫苏叶 10 克，生姜 3 块，大枣 15 克。先将大枣放在清水里洗净，然后去掉枣核，再把姜切成片。将鲜紫苏叶切成丝，与姜片、大枣一起放入盛有温水的砂锅里用大火煮，锅开以后改用文火炖 30 分钟;然后将紫苏叶、姜片捞出来,继续用文火煮 15 分钟即成。此汤具有暖胃散寒,助消化行气的作用。

胡椒猪肚汤

白胡椒 30～50 粒,猪肚 1 个,食盐、料酒、味精各少许。先将猪肚洗净(可加食盐、醋并用开水烫洗)。锅内注水,猪肚块(或丝)下锅,加入白胡椒,煲 2 小时左右至汤稠肚烂时,加入食盐、料酒、味精即可食用。此汤可在饭前饮用。胡椒性温热,有温中散寒作用;猪肚有健胃养胃的功效。

4. 冬天吃什么食物养胃

(1)冬天吃什么肉养胃

①猪肚。猪肚即猪的胃,它性微温,味甘,与牛肚、羊肚等各类动物的胃相比,更多地得了良土之气,以形补形,直接培补人体的良土,效果特别好。尤其是对于脾胃虚弱的老年人、妇女和孩子,用猪肚炖汤喝可以起到急补脾胃的作用,对由脾胃不适引发的其他疾病也有很好的辅助疗效。

②羊肉。羊肉常被人们用作冬季御寒和进补壮阳的佳品,性味甘温,含丰富的脂肪、蛋白质、糖类和钙、磷、铁等人体所必需的营养成分,具有暖中补肾虚、开胃健脾、御寒祛湿之功效。

③狗肉。性温味甘,具有安五脏、暖肾壮阳之功效,善治脾胃虚寒之症疾。在冬季里常吃狗肉,对于脚冷、腰痛、体质虚弱者有良好的保暖御寒作用。

(2)冬天吃什么蔬菜养胃

①香菇。冬季可以吃香菇,香菇能够促进消化,起到养胃的作用,还可以治疗便秘。早在古代文献上就记载,菇菌类具

有益气补虚、健脾胃,治疗皮肤病等多种功效。

②辣椒。吃辣椒能够促进食欲、增进消化,可使心跳加快、毛细血管扩张、流向体表的血液增多。冬季常吃辣椒能够抵御寒冷,并能防止因受潮而引起的关节痛、腰腿痛和胃虚寒症。

③干姜。能温中散寒。治脾胃寒证,无论是外寒内侵之实寒证,还是脾胃阳气不足之虚寒证均可应用。治脾胃虚寒的脘腹冷痛,呕吐泄泻,常配伍党参、甘草、白术等补脾益气药,如理中丸;治脾胃实寒脘腹痛吐泻,单用本品研末服有效,或配伍附子(有毒)、高良姜等温中散寒药。

④山药。山药具有健脾、除湿、补气、益肺等多种功效。多与大枣一起煲汤,效果更好。

(3)冬天吃什么鱼养胃

①鲢鱼。冬季养胃的好鱼,用于缓解胃痛,常用于脾胃虚弱的治疗。尤其适用于胃寒疼痛或由消化不良引起的慢性胃炎。

②带鱼。冬季养胃,补五脏、祛风、杀虫,对脾胃虚弱、消化不良尤为适宜。

③胖头鱼。有暖胃、补虚、化痰、平喘的作用。体质虚弱的最好多吃胖头鱼的鱼头,暖胃的同时还能起到治疗耳鸣、头晕目眩的作用。

④虾米。非常适合冬季肾虚所致的畏寒的人食用。因为它富含蛋白质、糖类、脂肪及钙、磷、铁等成分,具有补肾壮阳、滋阴健胃、通畅血脉之功效。

(4)冬天吃什么坚果养胃

①核桃:它含有40%~50%的脂肪,其中多数为不饱和脂

肪酸,具有降低胆固醇,防止动脉硬化及高血压之功效。核桃仁中还富含磷脂和维生素 E,具有增强细胞活性,促进造血功能,增进食欲之功效。这些都对提高身体健康,抵御寒冷大有益处。

②板栗。栗子性味甘温,入脾、胃、肾三经。有养胃健脾,强筋活血等功效。适用于脾胃虚寒引起的慢性腹泻。

(5)冬天喝什么粥养胃:中医学认为,冬季养生很重要,冬季人体对营养物质的吸收与储藏能力好,是喝冬季养生粥,特别是健脾胃粥的最好时机。

羊肉温胃粥

新鲜羊肉 200 克,黄芪 10 克,糯米 100 克,大枣(切细)10枚,高良姜 5 克。

将新鲜羊肉煮烂细切,加入黄芪、糯米、大枣、高良姜同煮,待粥煮熟后加入适量的食盐、味精、胡椒粉。此粥养脾胃,常服可温阳补气健胃,适合胃溃疡、胃神经官能症、慢性胃炎等伴有畏寒、四肢冷、胃痛时有发作者。

山楂粥

山楂 50 克,糙米 100 克,蜂蜜 20 克。先将糙米放入砂锅加水煮开,再加入山楂,煮 10 分钟,加入蜂蜜,美味健康的山楂粥就做好了。此粥健脾胃,消积食。

红小豆粥

红小豆 120 克,大米 30 克。将红小豆、大米放入电饭锅中加水适量,煮成稀粥,一日分 2 次食。在寒冷的冬天,常喝此粥可健脾胃,改善女性气血不足。

陈皮猪肉粥

猪瘦肉 50 克,陈皮 6 克,皮蛋 1 个,葱 1 根,白米 1 杯,食用油、食盐各适量。煮好白米饭。锅里放食用油,加入瘦肉、葱段煸炒,加入适量水,等沸后加入陈皮约煮 2 分钟,再加入白米饭、瘦肉丝、皮蛋、葱段等一起煮成粥,熟后加食盐调味即可。可改善肠胃胀气、打饱嗝、胃口差、消化不良等症状。适合肠胃胀气或不舒服者食用。

芡实大枣扁豆粥

炒芡实 25 克,大枣 8 枚,炒扁豆 20 克,糯米 100 克。共入锅,加水煮粥,每日 1 次。可治幼儿、经产妇女及老年人脾肾虚弱、便溏腹泻。

(6)冬天喝什么汤养胃

阿胶大枣乌鸡汤

乌鸡 1 只,阿胶、黄精、芡实、桂圆、大枣、枸杞子、桑椹各适量,食盐少许。将以上原料放入砂锅中,加水炖煮 1 个小时即可食用。健脾益气,养肝补血。

粉光参鱼汤

虱目鱼 1 条,粉光参 10 克,白术 10 克,茯苓 10 克,枸杞子 6 克,生姜 5 片,米酒 10 毫升。虱目鱼洗净,切小块,放锅里,再把所有食材洗净后放入锅里,加 2 000 毫升水煮熟。能改善吃不下饭、消化不良、腹部胀气、大便溏泄等症状。适合经常肠胃胀气或不舒服的人食用。

猪肚芡实汤

芡实40克,莲子30克,大枣5枚,生姜5片,猪肚1个。猪肚洗净,切小块,放锅里,再把所有食材洗净后放入锅里,加水2 000毫升锅中煲汤。具有健脾、利湿、补肾的功效。特别适合常熬夜、长痘痘、易嘴破、便秘的人。

(7)冬季喝什么茶养胃:冬季到了,冷风一吹,很多人常常会感到胃部不适,甚至出现冷痛的感觉,这个时候喝点桂花茶,就能够很好的缓解症状。现在很多药店、超市都有卖干桂花的,大家可以自己在家做桂花茶。

将7~10朵干桂花加入适量的红茶、红糖后,以热水冲泡。中医学认为,桂花有很好的药用价值。古人说桂为百药之长,所以用桂花酿制的酒能达到"饮之寿千岁"的功效。桂花性温,味辛,入肺、大肠经,煎汤、泡茶或浸酒内服,有温中散寒、暖胃止痛、化痰散瘀的作用,对食欲缺乏、痰饮咳喘、痔疮、痢疾、经闭腹痛有一定疗效;红茶性温,有暖脾胃、助消化的功能,可以促进食欲;红糖具有益气养血、健脾暖胃、驱风散寒、活血化瘀之效,特别适于产妇、儿童及贫血者食用。因此,脾胃虚寒及脾胃功能较弱的人可以适当喝桂花茶温胃。但表现为胃脘灼热疼痛,口干,饥饿却不想吃东西,小便色黄,大便黏腻等症状的脾胃湿热的人不适合饮用。

除了饮用桂花茶外,还可以将桂花、纯藕粉加白糖冲调成桂花藕粉,味美且开胃;或取上等小枣,加糖煮,汤将尽时,加入桂花,即成健脾开胃的桂花蜜枣。还可以用玫瑰花6克,砂仁,胡椒各6粒(研碎),用开水冲泡作茶饮服。此方有行气健胃止痛之功,适合慢性胃炎、胃神经官能症伴有胃痛嘈杂、胸腹胀闷等症状者。

另外,冬天养胃可以吃一些富含铁的食物。体内缺铁,各种营养成分不能充分氧化而产生热能,是冬季畏寒怕冷的一个重要原因。为此,要特别注意补充含铁丰富的食物,如瘦肉、鱼、动物肝脏、家禽、蛋黄、香菇、豆类、菠菜和芹菜等。当然,还要多加注意饮食的科学调剂,多吃些富含维生素C的新鲜蔬菜和水果,以促进机体对铁的吸收。

5. 冬天适当吃"冷"也健康

(1)冬季可适当食冷饮:人肺腑火盛,而冬天"上火"的现象似乎还更多,故民间有"冬吃萝卜夏吃姜"的说法。冬天外界气候虽冷,但人们穿得厚,住得暖,活动少,可造成体内积热不能适当散发,再加上冬令饮食所含热能较高,所以很容易导致胃肺火盛,甚至人会出现"火盛三焦"现象,即上焦蕴热,表现为舌尖赤红,舌苔黄厚,易导致上呼吸道、咽峡、扁桃体、口腔黏膜的疾病;中焦蕴热,多因过食油腻、甜或大补的食物造成,表现为舌苔厚,尿黄、便秘、焦渴等;下焦蕴热,多因肾虚、肾炎、膀胱炎、痔疮等引起。

冬季吃些冷饮,旨在消"火",不但效果较快,而且也是一番别致的享受。当然,冬天吃冷饮食也要因人而异,尤其是胃肠功能欠佳者需慎食。同时,冷食只能起到带走体内一部分热能的作用,治标不治本,所以不妨再吃些性冷的食物,如萝卜、莲子、松花蛋等。

(2)冬天适当吃点凉菜:冬天天冷,人们喜欢吃油脂多、高热能的食品,加之户外活动少,因此易发胖,尤其是胸、腹部和

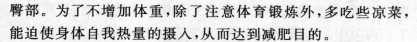

臀部。为了不增加体重，除了注意体育锻炼外，多吃些凉菜，能迫使身体自我热量的摄入，从而达到减肥目的。

（3）冬季可常喝凉开水：若能经常饮用温白开水，有预防感冒、咽喉炎和某些皮肤病之效。尤其是早晨起床喝杯温开水，能使肝脏解毒能力和肾脏排洗能力增强，促进新陈代谢，加强免疫功能，有助于降低血压、预防心肌梗死。

6. 冬季巧吃火锅顾护胃

天一冷，人们都会穿得厚厚的，与冷空气抗争，而在吃上当然选择美味火锅或是热能高的羊肉、狗肉。但是，由于冬季空气干燥，活动量相对不足，非常容易造成体内积热不能适时散发。这时如再过多地食用羊肉、狗肉等温热性的食物，很容易出现体内蕴热的现象。许多爱吃火锅的人们由于饮食习惯不当则更容易引发恶心、呕吐、腹泻、腹痛等胃肠疾病。这里告诉大家有关食用火锅的几个正确方法。

（1）适可而止，餐量有节：大家吃火锅时往往会聚在一起，边吃边聊，容易忽略进餐的时间。事实上，长时间坐着吃火锅，会大大增加消化道的负担。由于胃不断地接受食物，致使胃液、胆汁、胰液等消化液不停地分泌工作，消化道腺体无法正常而规律地休息。不少人因为吃得太饱、太杂会引起胃肠功能紊乱，出现恶心、呕吐、腹痛和腹泻等症状，甚至诱发急性胃肠炎、胆囊炎和胰腺炎。因此，建议在吃火锅时要注意控制就餐时间，不宜连续吃上好几个小时。

（2）入锅次序，生熟有别：边涮边吃，热气腾腾，火锅给食客带来了巨大的满足感。但是，许多健康隐患也常常出在这个节骨眼上。不少人贪图吃得鲜嫩，不掌握火候，尤其是生肉、生鱼往往统统往锅里一烫就立马捞出来吃。此时,那些寄生在肉类中的病菌或寄生卵,通常都未被杀死就直接进入了人体的消化道,极易引起胃肠道感染等疾病。

此外,应将用来夹、盛生食的碗筷与直接入口的餐具分开,不得生熟混用,以免沾染到病菌,病从口入。

在此建议各位火锅食客要讲究生熟有序,先涮蔬菜,再食肉类,多吃煮食。涮品要在滚热汤中煮熟煮透,以最大限度地减少胃肠道疾病发生的可能。

(3)饮食搭配,冷热有常:一般来说,从火锅中捞出的菜肴温度很高,一不小心就会烫伤口腔和食管黏膜。许多人因为怕烫,就会趁势喝上一大杯冰镇啤酒或冰冻饮料,但是如此一冷一热,很容易造成胃部消化不良,引发腹泻和便秘。

因此,建议吃火锅时不要太心急,涮好的食物要先蘸冷调味品,不要吃太烫的食物。此外,也要尽量少食用冰冻饮料,可选择蔬菜汁、酸奶等,起到刺激胃肠分泌,帮助消化的作用。

(4)避免刺激,鲜辣有度:很多人都喜欢麻辣口味的火锅底和配料。殊不知过度吃辣,会不断加重对咽喉部和胃肠道的刺激,容易导致咽喉肿痛、胃溃疡、胃炎、腹泻等消化道疾病。

一些火锅麻辣的调味料对消化道的刺激很大,建议有消化道疾病的患者(如胃病、便秘或腹泻),应尽量少食用这些调味料。那些呼吸道疾病的患者(如肺结核、咽喉炎症、过敏性哮喘等)也不宜食用刺激性的辣味调料,而应适宜选择淡醋、香油等较清淡的作料。

(5)吃火锅小贴士:只要食料清洁,保存适当,注意营养均衡,火锅料下锅后煮至全熟再吃,这样就可以吃得安全又健康。

①火锅料如鱼饺、虾饺、各种丸子含有大量的油脂,糖尿

病、高血压、高血脂的病人要注意。

②火锅汤中含有大量嘌呤,痛风的病人不要喝。

③火锅汤中含钠离子、钾离子多,有肾脏病、高血压的人要小心。

④调味料如辣椒酱,对于肠胃刺激大,有胃肠疾病的人尽可能食用香油等较清淡的调料。

⑤吃火锅时注意肉类与蔬菜类要均衡,记住吃完之后吃些水果均衡一下。

7. 冬季暴饮暴食易伤胃

春节里大家做得最多的事情是聚会,喝酒,狂欢。其实这样的生活方式,最受伤害的就是咱们的脾胃。饥一顿饱一顿、暴饮暴食、饮酒无节制,都会伤害我们的脾胃。

中医学认为,脾胃共处中焦,经脉互为络属,具有表里关系。脾主运化水谷,胃主受纳腐熟,脾升胃降,共同完成食物的消化吸收与输送。由于饮食不节,造成体内湿气过重,脾失健运,水湿停聚而生,也就是说,脾气不升,胃气就不降。

按照人体消化系统排序,在节日里,因饮食不当,首先遭到侵扰的是消化道,消化道表面是一层黏膜,具有自我保护功能。但是,过度的饮酒,吸烟,吃生、冷或未充分咀嚼的粗硬食物;喝过热的水,进食过快等,都会对消化道黏膜产生刺激、损伤。最终,这种过食、过饮使脾胃失调,消化不良,并引发其他疾病的发生。因此,要热闹地度过节日,就需要特别注重饮食的摄入和办法。

(1)节日健康养生要点

①减少辛辣刺激食物的摄入,尽量少饮酒,不醉酒,喝酒

时不吸烟。研究表明,喝酒时同时吸烟会加重刺激消化道、胃部黏膜,严重时会造成胃溃疡、胃部穿孔等病症。

②鱼、海鲜、肥甘厚腻食物的摄入,要遵循"适可而止"的饮食态度。特别是患有过敏症、糖尿病、高脂血症、肝胆疾病、心肌梗死、肺部疾病等患者更当注意。

③不熬夜、不加餐、不吃零食,减轻消化道和脾胃负担。节日里,亲朋好友聚在一起叙旧衷肠,不知不觉会多吃进食物,并因睡眠不足造成劳累。

④避免摄入生、冷、粗、硬食物。有胃酸或胃病的患者饮食上不能过食、过饱、过凉。节日晚饭,凉菜类最好不要上桌,以免影响脾胃消化和晚间的休息。

⑤注意多喝水,多休息。节日里遇见亲戚、朋友说话较多,中医学认为,"话多伤津耗气",口干舌燥也会形成消化道黏膜干涩,这时进食或进食过快,不利于这些脏器的消化和蠕动功能。

千万不要一过节就放纵自己的胃口,口舌之欲满足了,胃却受伤了。用健康为代价换取一时之快,真是非常不划算。

(2)如何应对"假日消化不良综合征":在春节 7 天长假里,走亲戚、拜年、朋友聚会样样都离不了饭局,天天是鸡、鸭、鱼、肉等美味佳肴,顿顿吃得是满嘴流油。再加上各种美味的零食,一天到晚嘴闲不着。过不了几天,有些人便觉得毫无胃口,吃不下东西了,肚子胀满不适,胃部隐隐作痛,再好的饭菜也不想吃,甚至看见就恶心。这是因贪吃美味佳肴而患上的"假日消化不良综合征"。

这是因为,暴饮暴食或贪食油腻食物,打乱了日常的进食习惯和规律,摄入各种甜、咸、油腻、冷、酸、辣等食品过多,增加了胃肠道的负担,导致胃肠道功能紊乱,胃肠蠕动功能减弱,消化液供给不足,造成恶心呕吐、腹胀腹痛、腹泻和烦躁不安等症状。因此,春节过后,我们经常出现消化不良甚至厌食的症状也就可想而知了。

胃最"怕"酒。春节期间,养胃的一个主要方面是处理好喝酒问题,饮酒不宜过量。临床观察表明,醉酒均伴有急性胃损害。所以在此我要劝大家,不要喝空腹酒,空腹喝酒容易醉,且对胃的损害更大。可以在饮酒前,先进少量食物或饮少量牛奶,既能保护胃又可减少醉酒。不要只喝不吃,有的人光喝酒,很少或不吃菜,这样对身体极为不利,应边喝边吃,尤其要适当进食一些富含蛋白质的食物。不宜喝急酒,短时间内饮大量酒,不但容易醉,也容易伤胃。此外,注意饮食对保护好胃也很重要,做到不暴饮暴食,勿食生冷变质食物,以防止胃病的发生。

已经患有胃病的人,过年时应注意以下几点:少喝或不喝酒,有的病人喝饮料如可乐、雪碧等也可能引起胃病复发,这是值得注意的事;食不过饱,注意胃的承受能力,以免引起消化不良而出现胃胀胃痛;注意选择食物的种类,辛辣刺激、油腻之物,坚硬粗糙之物如炒花生、炒黄豆等,韧性食物如田螺、蚌肉、海蜇及未煮烂的猪蹄、牛肉等,胀气食物如大豆、蚕豆等,以及变质不洁之物,均应避免食用。

正在服药者别忘了按医嘱用药。如果胃病发作时常规服药症状无缓解;突然腹痛、腹胀、出冷汗,脸色苍白,头昏眼花,脉搏快;突然呕血或排黑粪。这些均属异常情况,病者应及时去医院诊治。

8. 吃泡面、泡菜小心胃癌

冬季天气寒冷,许多白领和学生族喜欢在熬夜的时候吃泡面、就咸菜,其实这个习惯危害很大,长期如此容易吃成胃炎,甚至胃癌,所以大家要警惕了。

从全国的发病数据来看,我国新发胃癌患者呈现年轻化趋势,30 岁以下年轻人的比例由 20 世纪 70 年代的 1.7% 升至当前的 3.3%,翻了一番。近 10 年内,黑龙江地区 29 岁以下的胃癌患者已达到十余例,女性占绝大多数。预防胃病的紧迫性已经超出预料,要从生活细节入手,养成良好生活饮食习惯。

方便面里的食品添加剂分别起着增色、漂白、调节胃口、防止氧化、延长保存期等多种作用,这些食品添加剂按规定都是可以使用的。因此,偶尔吃方便面是无关紧要的。但是,一些人经常拿来当早餐,更有甚者长年累月吃方便面,这就有碍身体健康了,可导致胃炎的发生。患有肠胃炎者饮食一定要清淡,最好喝些稀粥类的食物,但也要配合医生进行治疗,而且还需要注意胃部保暖。为了防止和降低方便面对人体的危害,吃方便面时,将泡方便面的汤倒掉,再兑上开水或别的汤,以减少其中的食盐及其他有害物质。另外,吃方便面时可加些含维生素丰富的蔬菜,如菠菜、青椒等,以便冲淡各种添加剂对人体的危害。

如今的社会,生活习惯越来越不规律,虽然吃的比以前更好了,但是很多喜欢重口味的人喜欢吃一些泡菜等腌制食品,以泡菜为主要菜式一直是胃癌的第一杀手。腌制食品中因为食盐多,会直接损伤胃黏膜,而且其中所含的亚硝酸盐,在胃酸和细菌作用下,会转变为亚硝胺,更易致胃癌。还有值得一提的就是,喜爱吸烟、喝酒,经常吃一些烟熏烧烤,含食盐量高的食物也会导致胃癌的发生。在吃烧烤的时候,尤其注意不能饮酒,经常吃烧烤同时饮酒的人患胃癌的概率会更大。高盐、辛辣、熏烤食物都会破坏胃肠道的正常功能,损伤胃黏膜,导致胃炎、胃溃疡等疾病,增加癌变概率。事实上,由于泡菜在腌制过程中会产生致癌物质亚硝酸盐,并且亚硝酸盐的含量与食盐浓度、温度、腌制时间等众多因素密切相关,家庭、小作坊或无严格安全检测厂商生产的泡菜更容易出现亚硝酸盐含量过高的问题,因此泡菜不宜多食。一日三餐都吃更加不提倡。

大多数胃癌患者的症状并不是特别明显,如上腹不适、胃部闷胀疼痛、食欲缺乏、泛酸、消瘦、黑粪等。随着生活水平的提高,人的营养状况相对比较好,且年轻人的病程很快,并不会出现明显的消瘦。偶尔的胃部胀痛,多数人会自认为是短期饮食不当或生活节奏过快引起的,休息过后即可缓解,有的人还会自行服用一些促进胃肠动力或治疗胃溃疡的药物,往往也能起到一定的"好转"效果,但这样反而会掩盖一些症状。有慢性胃病的年轻人更应该戒烟、酒、咖啡、浓茶、碳酸饮品、酸辣等刺激性食物,这些都是最伤胃的。

四、胃炎冬季运动调养

1. 冬练调养你的胃

俗话说,"冬天动一动,少闹一场病""冬天懒一懒,多喝一碗药"。严冬来临,体内各种功能都有下降趋势,所以要坚持适当的运动。室内锻炼可做强身按摩、练养生功、太极拳等；室外锻炼可进行长跑、竞走、武术、滑冰、滑雪、体操、球类等。少儿可跳绳、踢毽、跳橡皮筋、拔河等。患者可因人而异选择锻炼项目。有些人对寒冷气候望而生畏，不敢坚持户外运动，其实冬练好处很多。"冬练三九"是劳动人民在长期的锻炼中总结出来的宝贵经验。它能锻炼神经系统对体温的调节能力，提高身体的御寒能力，使体内新陈代谢旺盛，使血液中的红细胞、白细胞及抵抗疾病的丙种球蛋白增多，从而提高机体抗病能力；又可锻炼人的意志，有利于培养人吃苦耐劳的精神、坚韧不拔的意志。

"左三圈右三圈，脖子扭扭，屁股扭扭，早睡早起，咱们来做运动"。运动可以增强脾的运化功能。像坐办公室的人们可用仰卧起坐的方法，在每天起床和入睡前做 20～40 次仰卧起坐。亦可以用"摩腹功"按摩：即仰卧于床，以脐为中心，顺时针方向用手掌旋转按摩约 20 次。这小小的运动，对调动"脾气"可是有很强大的作用。

冬季锻炼需要合理安排时间。一般早晨 6～10 时空气污染最重，在市区内早晨室外锻炼的人们应避开这段时间。下午 1～4 时，空气污染最轻。因此，锻炼时间可调整到下午 1～4 时，居住在城市边上的人锻炼应到郊区。老年人不宜晨练，特别是心脑血管疾病患者，冬季要等太阳升起来之后再去锻炼，避免机体突然受到寒冷刺激而发病。宜多晒太阳，可在晴朗少风的天气适当户外活动。大家锻炼时不宜忽视保暖。冬季是一年中的闭藏季节，这时应注意不要扰乱阳气，要注意避免严寒，保持温暖，不要使皮肤开泄出汗，而致闭藏的阳气屡遭泄越。开始锻炼时不应立即脱掉外衣，等身体微热后再逐渐减衣,锻炼结束时应擦净身上的汗液,立即穿上衣服,以防着凉感冒。

2. 冬季养生功法

关于冬季养生,我们可以在平时做一下养生功,下面简单地介绍一些养生功给大家,这些功法坚持下去是非常有效的。

(1)吹字补肾健脾功

具体方法:撮口,唇出音。呼气读"吹"字,用十个脚趾抓地、足心空起,两臂自体侧提起,绕长强、肾俞穴向前画弧并经体前抬至锁骨水平;两臂撑圆如抱球,两手指尖相对;身体下蹲,两臂随之下落,呼气尽时两手落于膝盖上部,下蹲时要做到身体正直;呼气尽,随吸气之势慢慢站起,两臂自然下落垂于身体两侧,共做 6 次,然后调息收功。

适于脾肾虚寒,腰膝酸软,子宫下垂等肾经疾病。

(2)搓肾提水功

具体方法:双腿并拢站立,双臂自然下垂,两掌心贴近股骨外侧,中指指尖紧贴风市穴,拔顶,舌抵上腭,去除心中杂念。两手掌相搓 64 次,手热后两手绕胯贴于后背,两手内劳宫穴对准肾俞穴,同时上下摩擦 64 次(一上一下为 1 次)。然后身体向前屈,两臂伸直向下,两手好像在井台上往上提水,左手上提时,左侧腰和胯随着上提;右手上提时,右腰右胯也随着上提。左右手各上提 64 次,每天早晚各做 1 遍。

适于脾肾虚寒等证。

(3)补肾固虚功

具体方法:自然站立,双脚分开与肩同宽,双臂自然下垂,掌心朝内侧,中指指尖紧贴风市穴,拔顶,舌抵上腭,提肛,净除心中杂念。全身自然放松,两手心向下侧平抬至与肩平,掌心转向前,两手由侧平向前合至身前向下 45 度,两掌相合摩擦 36 次;然后两手转向背后,两手内劳宫贴肾俞穴上,同时上下摩擦 36 次(一上一下为 1 次);掌心翻转向外,半握拳,指尖不接触掌心,外劳宫穴贴于肾俞穴,站 20 分钟。

有助于强肾健脾补虚。

(4)小穴位护肾健脾

①按揉丹田。丹田位于肚脐下 1.5 寸处,经常按摩具有养生保健、强身壮体等作用。将手搓热后,用右手中间三指在该处旋转按摩 50～60 次。可健肾固精,并改善胃肠功能。

②按肾俞。肾俞穴位于第二腰椎棘突下旁开 1.5 寸。两手搓热后,手掌上下来回按摩 50～60 次,两侧同时或交替进行。对肾虚腰痛等有防治作用。

③按摩涌泉。涌泉穴位于足心凹陷处,为足少阴肾经之首穴。用右手中间三指按摩左足心,用左手三指按摩右足心,左右交替进行,各按摩 60～80 次,至足心发热为止。能强筋健步、引虚火下行,对心悸失眠、双足疲软无力等有防治作用。

五、冬季胃炎的药物治疗

1. 冬季胃炎如何正确服中成药

天气变化,一些慢性胃炎的患者不小心就引起复发,折磨得他们寝食难安。冬季,由于寒冷刺激人体,使得胃内的胃酸分泌量和酸度增高,胃黏膜的保护能力下降,促使溃疡病复发或加重。那么,有哪些温和的治疗胃病的方法?

　　慢性胃炎十分常见，治疗方法多种，而中药治疗具有疗效稳定、不良反应小等优点。其中，中成药因服用方便而更受青睐，但中成药须辨证使用才有好效果。

　　脾胃虚弱的患者，可见胃脘痞满胀痛，纳差，食后腹胀，倦怠乏力，舌淡苔白，脉细弱。宜选人参健脾丸、香砂养胃丸等。

　　脾胃虚寒的患者，可见胃脘隐痛，喜暖喜按，空腹痛甚，得食痛减，肢冷便溏，舌淡胖或边有齿痕，脉细或迟。宜选附子理中丸、良附丸、温胃舒冲剂（胶囊、口服液）等。

　　饮食停滞的患者，可见胃痛，脘腹胀满，嗳腐吞酸或吐食、恶食，食后甚，空腹、吐食或矢气后痛减，大便泄泻臭秽或不爽，舌苔厚或黄腻，脉滑或实。宜选山楂丸、保和丸（口服液）、枳实导滞丸、沉香化滞丸、健胃消食片等。

　　胃阴不足的患者，可见胃痛隐隐，知饥不食，口燥咽干，大便干结，舌红少苔或光净无苔，脉细数。宜选胃安胶囊、玉竹冲剂等。

　　肝气犯胃的患者，可见胸脘胀闷，攻撑作痛，胃痛连胁，嗳气频繁，大便不畅，且诸症与情绪因素相关，或有咽部异物感，舌苔薄白，脉弦。宜选逍遥丸、舒肝健胃丸、胃苏冲剂、气滞胃痛冲剂（片）、三九胃泰等。

　　肝胃郁热的患者，可见胃脘灼痛，痛势较急，烦躁易怒，泛酸嘈杂，口苦口干，便秘，舌红苔黄，脉弦数。宜选丹栀逍遥丸、清胃黄连丸、胃炎康胶囊、加味左金丸等。

　　湿困脾胃的患者，可见胃脘痞满不舒，食少无味，恶心呕吐，嗳气吞酸，头重身困，怠惰嗜卧，多便溏，舌淡苔白腻，脉濡缓或弦滑。宜选香砂平胃颗粒（丸）、藿香正气丸（水或胶囊）、参苓白术散等。

湿热互结的患者,可见胃脘灼热胀痛,痞闷,口苦尿黄,舌红(边尖深红),苔黄厚或腻,脉滑数。宜选甘露消毒丹、胃痛宁片等。

瘀血内阻的患者,可见胃脘刺痛或割痛,痛处固定而拒按,食后痛甚,或有呕血便黑,舌暗或有瘀斑点,脉涩。可选金佛止痛丸、沉香舒气丸、元胡止痛片等。

值得注意的是,当上述各证型兼杂出现时,中成药应合用,如果出现严重症状,最好到医院诊治。

2. 专治消化不良的 3 种中成药

消化不良是一种常见的症状,是因胃动力发生障碍引起。当消化不良时,会产生上腹痛、胃胀、胃烧灼感等不适症状。治疗消化不良,可服用中成药。

(1)复方鸡内金片:该药由鸡内金和神曲组成,具有健脾开胃、消积化食功效,可治因脾胃不和引起的饮食停滞、食积腹胀、呕吐泄泻等症。用法:每次 2～4 片,每日服 3 次。儿童必须在成年人的监护下使用。

(2)沉香化滞丸:该药由沉香、枳实、五灵脂、山楂、牵牛子、枳壳、陈皮、香附、厚朴、莪术、砂仁、三棱、木香、青皮、大黄 15 味中药组成,具有理气化滞功效。可治饮食停滞、腹中胀痛、吞酸等症。用法:每次 6 克,每日服 2 次。老年体弱者和大便溏泄者要酌情减量服用。

(3)山楂丸:该药由山楂、神曲、炒麦芽 3 味中药组成,具有消积化食功效。主要用于治食用肉食过多引起的脘腹胀闷等症,尤其适用于小儿食积症。需注意的是,胃酸过多、"烧心"者不宜服用。用法:成人每次 1～2 丸,每日服 1～3 次,小儿减量服用。

3. 冬季养胃新"膏"招

俗话说，"冬令进补，来年打虎"。膏方，又称膏滋、煎膏，是将复方中药饮片反复煎熬，去渣滤清，取汁浓缩后，以胶或蜜等赋形剂调制而成的半流体状内服制剂。膏滋方，顾名思义具有润泽、滋补的作用。它与人参、鹿茸之类补药只顾一面不同，膏滋方通过辨别病人体质，详察其阴阳虚实，同时兼顾其原有的旧疾，通过辨证，制定最适合每个个体的滋补膏方，以期阴阳平衡，从而达到防病祛病之目的。因此，膏滋方不仅是滋补强壮的药品，更是治疗慢性疾病的最佳制剂。秦伯未尝谓："膏方者，盖煎熬药汁成脂溢而所以营养五脏六腑之枯燥虚弱者，故俗亦称膏滋药""膏方非单纯补剂，乃包含救偏却病之义"，此诠释了膏方之本。

随着医学的发展和人民生活水平的提高，临床疾病谱近年来有了很大的改变，人们对疾病的认识也有了许多变化，膏方已不再是单纯的补益剂，而成为人们在冬令或四时对疾病的一种适时的治疗方法了，量体用药的膏方越来越受到消费者的青睐。

传统认为膏方在冬令服用，其重要原因有二：一是冬天万物收藏，人亦应之，认为冬令服用膏方可以补肾益精；二是古代无冷藏设备，而冬天气温较低，则有利于膏滋较长期保存。虽然四季皆可用膏方调养，但以冬季为最佳。

（1）膏方的适宜人群

①慢性病病人。冬季可以结合慢性病病症，一边施补，一边治病，这样对疾病的治疗和康复作用更大。从目前临床应

用膏方的情况来看,不但内科病人可以服用膏方,妇科、儿科、外科、骨伤科、五官科的病人都可服用膏方药,气血阴阳津液虚弱的病人也可通过服用膏方来达到除病强身的目的。

②病后、手术后、产后。此类病者体质虚弱,全身器官的功能减退,胃肠消化力降低,需服调补药。膏方不仅营养丰富,容易吸收,而且能补充能量,使机体尽快康复。

③亚健康者。长时间伏案或是久坐电脑前工作的年轻"白领"由于工作节奏快、压力大、睡眠不足,精力有所"透支"而出现头晕腰酸,疲倦乏力,头发早白,是由于阴阳失衡所致。服用膏滋药纠偏祛病,调节阴阳,可使人体恢复到最佳状态,提高机体的免疫功能,防患于未然。同时,膏滋药还有美容养颜益智等作用。

④老年人。《黄帝内经》曰:"女子七七任脉虚,太冲脉衰少,天癸竭……丈夫八八天癸竭,精少,肾脏衰,形体皆极……"步入老年,气血衰退,精力不足,脏腑功能低下,宜在冬令进补膏滋药以抗衰益寿。

(2)膏方禁忌:要使膏方收到预期的效果,正确服用很重要。一般而言,青少年体质健壮者,急性疾病和有感染者,慢性疾病急性发作期和活动期,胃痛、腹泻、胆囊炎、胆石症发作者,慢性肝炎与谷氨酸氨基转移酶很高者,自身免疫球蛋白和抗体很高者均不宜服用膏方。在急性病期间,如各种急性感染,常有发热、腹泻、咽喉疼痛、咳嗽等,应在疾病治愈或基本缓解后再调补。如果急于在此期间调补,不但起不到很好的补益作用,反而会使病情迁延转变。在服用膏方期间,如误食所忌饮食,常使膏方的疗效降低,或引起不良反应。例如,服含有人参、黄芪等补气膏方时,应忌食生萝卜,因萝卜是破气消导之品;服膏方时一般不宜用茶水冲饮,因茶叶能解药性而影响疗效;如患者属阳虚有寒者,应忌食生冷饮食;如属阴虚火旺者,则忌辛辣刺激性食物;如为哮喘患者,宜忌食虾蟹腥味等。此外,如遇感冒发热,伤食腹泻等,应暂时停服,待上述急性病治愈后,再恢复服用膏滋药,以免"闭门留寇"。

(3)膏方应用的注意事项

①正确理解补法。不少人误认为,冬令进补就是"补",膏方离不开人参鹿茸,膏方就是保健品。其实,这些观点都没有正确理解冬令进补和膏方的作用与功能。冬令进补是中医"天人合一"思想的具体体现,但"补"应理解为"剐多余、补不足",寓"固本清源"为一体。膏方是一种独特的治疗手段,依靠医生正确运用中医基础理论,辨体质、辨证候、辨年龄,综合患者人文环境等各项数据,利用气象学及药物剂型特色,统筹安排,进行个体化防病、治病。膏方能对整体调达气血,平衡阴阳,祛病延年。需要指出的是,膏方是中医治疗疾病常用的方法之一,其特点是辨证施治,因人而异,与市面所售的补膏有很大的区别,前者是"一人一方""量身定制",后者是"千人一方",没有区别,针对性不强。膏方的第二大特点是根据"天人相应"的理论,在冬季万物收藏、阳气收敛的环境下给身体进补,吸收好、效率高,有利于调和阴阳增强体质。

②不是越贵越补。不少人认为膏方"越贵越补",故开方时多有野人参、冬虫夏草、鹿茸、燕窝等贵重药材。膏方是否有效,取决于辨证是否精当,千万不能小病大补,应在"胃以喜为补""莫与气血为难",即在呵护胃气、畅通气血的前提下,制订理、法、方、药。药不对证,将越补越壅,不仅浪费资源,也会贻误治疗时机,加重病情。

③加工很讲究。膏方的加工是特别讲究的。药材要保证质量，细料要分开煎，入胶时要认真掌握火候，要注意是否枯锅或烧焦。因此，煎膏是一门综合医、药、工等学问的技术，不得马虎。

④不可超剂量服用。有人常为求速效，每天服用几次，半个月内服完一料膏滋，希望毕其功于一役，结果多适得其反。服膏时仍大吃大喝，或与常服药同时服用，皆会影响疗效。

⑤不可忽视中医辨证。辨证正确与否是疗效关键。膏方的药物组成可根据病情需要，由医师通过辨证而确定。它可以滋补扶正为主，也可以二者结合。膏方不仅仅是滋补，也不是单纯补药的叠加，它是从扶正、祛邪两方面调节人体的整体功能，是因人而异的治疗处方和特殊加工方法的过程。有以"冬天进补、来年打虎"论者，自购人参、阿胶等加南货自煎，忽略了辨证，结果不少人服后胸闷腹胀，害了自己。

⑥因人而异。膏方应根据患者的年龄投药，老年人与青少年应区别对待。因为老年人常患有脑血管疾病或呼吸道疾病，痰瘀夹杂，并有气虚症状，倘舍本逐末，极易留寇为患。因家长的疼爱，青少年也服膏方补身体，急于补肾，很可能导致"性早熟"。

⑦服用时间。整个冬季究竟何时服用膏方最好呢？一般来说从冬至日起大约50天的时间，也就是冬至以后的"头九"到"六九"，或服至立春前结束。以滋补为主的膏滋，一般是在冬至开始服用，俗称"头九"服用膏滋。但实际上只要病情需要，以调节功能为主的膏滋药，整个冬天甚至全年都可以服用。如果准备一冬服2料膏方，服用时间可以适当提前。服用膏方药时还需要配合饮食调理，劳逸适宜，运动保健等，这

样才能使膏方药的作用发挥至最佳。

⑧服用方法。一般来说,服膏方应从小剂量开始,逐渐加量。如成人每日清晨空腹服1汤匙,为10～15克,如果消化功能正常,1周后改为1天服2次,清晨及晚上就睡前空腹各服1汤匙,用温开水冲服。原有胃病者可在饭后服用。少数膏质黏稠难化,可装于小碗内,隔水蒸热烊化后服用。如果出现胃纳不好、腹胀、腹泻,个别可能出现鼻出血等,可减半用量、延长服用时间等。

⑨妥善保管。膏方不含防腐剂,江南地区气候偏暖,稍不注意会有霉变,易造成浪费。一料膏方一般服用4～6周,因此必须妥善保管。可以放于冰箱或阴凉干燥的地方,不要放在炎热潮湿的环境中。如果是瓶装膏方,应备一个专用调匙,用后擦干,放于其他地方,下次使用时再取出,不要放于膏方内,以免带入湿气。

(4)膏滋的制法:开膏方的药方往往是很大一张,里面有二三十味药。膏方最好请富有经验的中医根据患者的体质开具,医院可以代加工,患者也可以自己在家中熬制。

步骤一:饮片入冷水浸泡,然后入锅煎煮,若药方中进补药多,煎煮时间较长。同时,把荤膏(如阿胶、龟甲胶、鹿角胶等)放入黄酒浸泡去腥,待膏溶胀后,倒入煮好的清药汁中。

步骤二:根据个人体质,可在药汁中加入适量冰糖、饴糖、蜂蜜,糖尿病患者可加入木糖醇。煎煮浓缩药汁,沉淀。离火待用。

步骤三:熬糖膏。把蜂蜜或饴糖置火上浓缩,待糖变稠。

步骤四:把浓缩药汁与糖膏混合,可加入适当食盐炒核桃、芝麻调味,再一并放入不锈钢锅或砂锅中用文火煎熬,不停搅拌,熬至黏稠状。

步骤五:离火,自然冷却。用搪瓷罐、瓷罐、砂锅存放。若用砂锅存放,砂锅底最好抹一层香油。

(5)为您推荐常用膏方

补肾壮骨膏

主要方药组成:人参、龙骨、牡蛎、枸杞子、麦冬、熟地黄、炙鳖甲、炙龟甲、鹿角胶、骨碎补等。

功能:滋补肝肾,强筋健骨。

适应范围:老年人肝肾不足,头晕耳鸣,神疲乏力,腰腿酸软,牙齿不固,足跟痛,夜尿多。

健脾益肾膏

主要方药组成:黄芪、枸杞子、炒杜仲、人参、鹿角胶、狗脊、锁阳、全蝎等。

功能:滋阴补阳。

适应范围:青壮年之肾阴阳不足,精神疲乏,腰酸耳鸣,头发易脱早白,男子性功能减退,女子月事不调。

补气养血膏

主要方药组成:人参、熟地黄、当归、川芎、黄芪、人参、灵芝、阿胶等。

功能:气血并补,健体抗衰。

适应范围:气血不足而致的面色苍白或萎黄,气短懒言,易疲乏力,四肢倦怠,头晕目眩,腰膝酸冷等。

养心安神膏

主要方药组成：人参、当归、酸枣仁、枸杞子、灵芝、龙齿、五味子、炒丹参等。

功能：益气养血，宁心安神。

适应范围：气血亏虚而致失眠多梦，心悸健忘，头晕乏力，头发易脱，面色少华。

六、冬季养胃外治法

1. 推拿治疗

推拿是通过手法作用于人体体表的特定部位，通过手法和其他物理因素在人体局部产生的直接生物学效应来调节脏腑、阴阳的偏盛偏衰，调理脏腑功能，使机体转归于"阴平阳秘"，恢复其正常的生理功能。这种调理脏腑、阴阳的功能，主要是通过"经络气血"而起作用的。推拿一是运用各种手法在人体体表"推穴道、走经络"；二是对脏腑在体表的反射区施以手法，能起到对其"直接"推拿的作用。根据脏腑体表相关学说，在临床上常采用刺激体表反射区或穴位，通过经络的传导，以达调节相应脏腑功能的作用，推拿手法作用于局部，在局部通经络，行气血，濡筋骨，并通过气血经络影响到脏器及其他部位。

一指禅推摩胃脘部，为缓解胃脘痛之要法，且能宽胸利膈、理气止痛，摩腹可温中补虚，配合按揉足三里穴则其效更佳。按揉背部诸穴则有较好的止痛之功。拿肩井穴可通调周身气血,对缓解胃脘痛有较好效果。

2. 灸疗法

灸法是借灸火的热力给人体以温热性刺激,通过经络腧穴的作用,以达到治病防病目的方法。施灸的原料很多,但以艾叶为主,其气味芳香、辛温味苦、容易燃烧、火力温和,具有温通经络、行气活血、祛湿逐寒、消肿散结、回阳救逆及防病保健的作用。

常用灸法有艾炷灸、艾卷灸。

艾炷灸:用干燥的艾叶捣制后去除杂质,即可成纯净细软的艾绒,将艾绒制成形状和大小不同的艾炷。常见的艾炷或如圆锥状,或如麦粒状,或如苍耳子,或如莲子,或如橄榄等大小。灸时每燃完一个艾炷,叫作一壮。

艾卷灸:即艾条灸,是将艾绒掺入温阳散寒、活血通络的药物粉末,以细草纸卷成直径1.5厘米的圆柱形艾卷后,点燃施灸的方法。

施灸时应注意以下几点:一般是先灸阳部,后灸阴部,即先上后下、先内后外、先背后腹等。壮数先少后多、艾炷先小后大。对艾灸的补泻可结合患者的具体情况,根据腧穴性能酌情运用。疾吹艾火为泻;毋吹其火,待火自灭为补。

取中脘、足三里、内关、公孙、梁门穴,适用于寒凝胃痛。操作:①艾条温和灸,每次选用3～5个穴位,每穴灸10～20分钟,每日1～2次。②隔姜灸,每次选用2～4个穴位,每穴灸5～7壮,艾炷如枣核大,每日1～2次。③无瘢痕灸,每次选用1～3个穴位,每穴灸5～20壮,艾炷如麦粒大,每日或隔日1次。

3. 拔罐疗法

拔罐法是以罐为工具,借助热力,排除罐中空气,造成负压,使之吸着于腧穴或应拔部位的体表,造成被拔部位充血或瘀血现象,以达防治疾病的治病方法。拔罐疗法具有行气、活血、消肿、止痛、散风、祛寒等作用。

罐具种类包括竹罐、陶罐、玻璃罐、抽气罐等。罐的吸附方法是指排空罐内的空气,使罐内产生负压而吸附在施术部位的方法。拔罐时要选择适当体位和肌肉丰满的部位,若体位不当或有移动,骨骼凸凹不平,毛发较多的部位,拔罐容易脱落,均不适用。拔罐时要根据所拔部位的面积大小而选择适宜的罐。若应拔的部位有皱纹,或火罐稍大,不易吸拔时,可做一薄面饼,置于所拔部位,以增加局部面积,即可拔住。操作时必须动作迅速才能使罐拔紧吸附有力。用火罐时应注意勿灼伤或烫伤皮肤。若烫伤或留罐时间太长而皮肤起水疱时,小的无须处理,仅敷以消毒纱布,防止擦破即可;如水疱较大时,用消毒针将水放出,涂以甲紫(龙胆紫)或用无菌纱布覆盖以防感染。皮肤有过敏、溃疡、水肿及心脏、大血管分布部位,不宜拔罐;高热抽搐者及孕妇的腹部、腰骶部位亦不宜拔罐。

治疗胃痛取中脘、内关、足三里等穴,采用闪罐法拔罐,留罐15～20分钟,急性期每日1次,慢性期2～3日1次,10次为1个疗程;或取胃俞、三焦俞、肝俞、大肠俞、中脘、足三里等穴,用闪火法将罐吸拔在穴位上5～10分钟,隔日1次。

4. 耳穴疗法

耳穴法,是指用短毫针针刺或其他方法刺激耳穴以防治疾病的方法。古代医著中就有"耳脉",耳与脏腑、经络的生理病理关系,以及借耳诊治疾病的理论和方法等记载。近30多年来,通过大量的临床实践和实验研究,耳穴诊治方法迅速发展,已初步形成了耳穴诊治体系。

《黄帝内经》中所记述的经脉循行分布显示,手足六阳六阴经均直接或间接上达于耳。《灵枢·口问》说:"耳者,宗脉之所聚也。"可见耳与经络的关系在《黄帝内经》时期已奠定了基础。近年来多采用压丸法、压豆法,不仅能收到毫针、埋针同样的疗效,而且安全、无创、无痛,且能起到持续的治疗作用,易被患者接受。此法特别适宜于老年人、儿童、惧痛的患者和需长期进行耳穴刺激的患者,如胆汁反流性胃炎患者治疗用王不留行贴耳压穴肝、胆、胃,配穴交感神经,每3日换1次,左右耳交替按压,每次3分钟,产生酸麻胀感,疗效显著。

七、胃炎的预防

"民以食为天",在养生保健中,饮食营养位居第一。古人对饮食养生提出了一个总的原则,就是"谨和五味"。这里的"五味"既指食品的"酸、苦、甘、辛、咸",又指食物的营养成分。其意在告诫人们,既要谨慎地选择食品,又要谨慎地调和各种味道,达到饮食养生的目的。

(1)营养均衡,谨和五味:人体新陈代谢必需的脂肪、蛋白质、糖、维生素、矿物质和水,富含于谷物类、豆类、蔬菜类、鱼肉类、禽蛋类等各种食物之中。由于各类食品的营养成分各有侧重,谷物类糖分多,鱼肉类脂肪多,禽蛋类蛋白质多,蔬菜类维生素多,因此食物要多样化,不能太挑剔,所以中医提倡"五谷为养,五果为助,五畜为益,五菜为充"的食养原则。人是杂食性动物,食物品种多样,谨和五味,营养成分就均衡而全面。

(2)咸淡适宜,中和五味:不偏不倚谓之中和,古人所说的"五味中和"是指各种食品的酸、苦、甘、辛、咸要浓淡适度,宁淡勿浓。《吕氏春秋·尽数》说,"大甘、大酸、大苦、大辛、大咸,五者充形,则生害矣"。五味过浓要损伤机体,五味过淡又不能激发食欲,因而要五味适度,即吃的时候口中舒服,吃了以后心中舒服,排泄时肠中通畅。如果只图吃的时候口中够味,吃后引发心中难受,排泄困难,则对身体有害无益。《养生论》"滋味煎其脏腑,醴醪煮其胃肠",说的就是这个道理。

(3)饥饱调匀,适量五味:《黄帝内经》说:"饮食自倍,肠胃乃伤。"暴饮暴食除损伤肠胃,增加消化器官的负担以外,营养过剩也并非好事,从生理学观点看,营养成分越多,在新陈代谢过程中有毒的代谢产物就越多,代谢功能越旺盛,细胞的成熟和死亡也相应加快。有人曾用两组小鼠做实验,一组给予全量食物,由其任意摄取,另一组只给全量的80%。观察结果,全量食物组的平均寿命为36个月,而食量80%的平均寿命为55个月。所以"节食可以长寿"的观点是有科学依据的。

(4)定时进餐,适时五味:古代医家告诫人们,"先饥而食,食勿令饱;先渴而饮,饮勿太过"。《吕氏春秋·尽数》一文中也说"凡食之道,无饥无饱",这与《黄帝内经》中所说的"饮食有节"一样包含了适时适量两层含义。现代医学已经证实,一些常见的胃肠疾病,如胃溃疡、十二指肠溃疡、慢性胃炎等疾病的形成,在诸多病因中,饥饱不调,不能按时进食,是致病的首要原因。

(5)冷热有度,温和五味:《黄帝内经》说,饮食要"热勿灼灼,寒勿沧沧"。意思是,热食不能过于灼热,过于灼热的食物易烫伤口腔、食管和胃肠黏膜。长期反复的烫伤刺激,是导致口腔和食管消化道溃疡、肿瘤的病因之一。吃凉食时不能过于寒冷,过于寒冷的食物易损伤脾胃阳气,现代医学认为,寒冷食物能抑制消化液的分泌,使胃功能减弱,久而久之可导致食欲下降,消化不良。

(6)慢嚼细咽,体念五味:饮食时思想集中,端正体态,《吕氏春秋·尽数》说:"口必甘味,和精端容,将之以神气,百节虞欢,咸进受气,饮必小咽,端直无戾。"意思一是进食时体态要端正,二是要调和精神,有足够的注意力,饮食在口中才能感到甘美,整个身体感到欢愉,饮食营养才能全部输送到身体各部。现代医学也认为,细嚼慢咽可以使食物在口腔中初步消化,增进食欲,促进消化液的分泌,为进一步消化分解打下良好基础。任何事物都有利害的两面性,食物也一样,五味如果调摄不当也可导致疾病。如临床常见"三高症"中的糖尿病、高脂血症等,饮食失调就是其中的主要病因之一。饮食养生,就要"谨和五味",以求营养均衡。